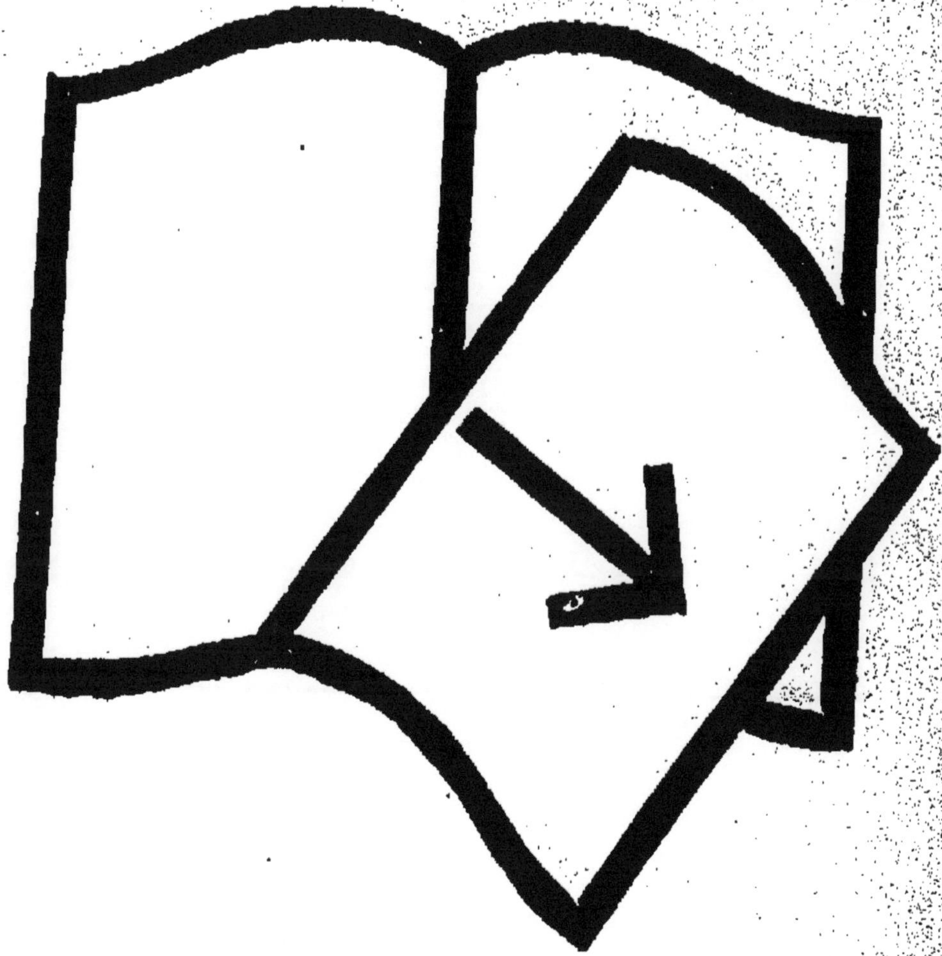

CONSEILS

AUX

INFIRMIERS

CONSEILS

AUX

INFIRMIERS

PAR

Michel BELLETRUD
Directeur-Médecin

Paul FROISSART
Médecin-Adjoint

DE L'ASILE D'ALIÉNÉS DE PIERREFEU (VAR)

PARIS (VIe)

VIGOT FRÈRES, ÉDITEURS

23, PLACE DE L'ÉCOLE-DE-MÉDECINE, 23

—

1910

INTRODUCTION

CONSIDÉRATIONS GÉNÉRALES

Tout aliéné est un malade et par conséquent tout gardien employé dans un asile d'aliénés doit devenir désormais un infirmier.

L'infirmier n'est pas seulement préposé à la garde des malades, mais il doit aussi leur donner des soins spéciaux.

L'aliéné est placé à l'asile, comme le sont les autres malades à l'hôpital, pour recevoir les soins auxquels il a droit du fait de sa maladie.

Cette maladie, débutant la plupart du temps par le cerveau, peut, dans certains cas, exemple la paralysie générale, frapper d'autres organes

Tous nos remerciements à M. Giraud, secrétaire de la direction, pour les dessins de cet ouvrage.

et nécessiter un traitement qu'un infirmier seul peut appliquer : ainsi le traitement des escarres et les soins aux gâteux.

D'autre part, l'infirmier est le collaborateur du médecin parce qu'il le renseigne, signale les troubles physiques et mentaux qu'il doit connaître afin de pouvoir les observer.

Le cerveau étant touché par la maladie, l'aliéné doit être tenu pour irresponsable de ses actes. Aucun reproche ne peut lui être fait au sujet de sa conduite, pas plus qu'on ne doit reprocher à un boiteux de boiter.

L'aliéné ne peut être considéré comme dangereux pas plus qu'un varioleux ou un typhique.

Les dangers qu'un malade atteint du choléra présente pour l'entourage, par suite de la contagion, sont bien plus à craindre que ceux que peut occasionner, par son délire ou son agitation, l'aliéné le plus redoutable; et, cependant, personne ne songe à reprocher au cholérique d'être contagieux.

Il est extrêmement important que l'infirmier d'asile connaisse son métier. Il évitera ainsi, sans brutalité, les risques que certains aliénés peuvent faire courir.

C'est ainsi que le personnel des hôpitaux de contagieux (lazarets, bastion parisien 29) doit être familiarisé avec une hygiène minutieuse et la pratiquer pour échapper à la contamination.

S'il appartient à l'infirmier, à l'asile, d'éviter les coups que des malades agités peuvent parfois lui porter, il serait indigne qu'il en gardât contre eux le moindre ressentiment, et il serait tout à fait odieux et même criminel qu'il les leur rendît.

En aucun cas, aucun acte de violence ni de brutalité ne saurait être toléré de la part d'un infirmier, dont la douceur et le calme doivent être les qualités maîtresses.

Si, dans un but de préservation, la société retire à ces malades, contagieux ou aliénés, la disposition de la liberté, elle leur doit des soins incessants et dévoués.

Il faut que les infirmiers se fassent une conception telle de leur métier qu'ils considèrent comme un honneur d'être préposés à la garde des aliénés. Il faut que leur niveau moral soit à la hauteur de leur instruction professionnelle afin qu'ils soient vraiment le corps d'élite qu'ils doivent être dans la société.

L'infirmier d'asile a une double tâche à remplir.

Il doit d'abord pouvoir soigner les maladies générales comme un infirmier d'hôpital.

Il doit ensuite soigner une clientèle spéciale, les aliénés, qui exige des connaissances particulières.

Pour le soignage général, il est indispensable de posséder des notions d'hygiène, de symptomatologie élémentaire et de petite chirurgie.

CONSEILS AUX INFIRMIERS

PREMIÈRE PARTIE

ÉLÉMENTS D'HYGIÈNE

CHAPITRE I

HYGIÈNE CORPORELLE

§ 1. — HYGIÈNE CORPORELLE DES INFIRMIERS

On entend par hygiène l'ensemble des précautions à observer pour empêcher l'éclosion des maladies.

Il y a une hygiène des bien portants et une hygiène des malades ; celle-ci ayant pour but de maintenir le malade dans les meilleures conditions où sa maladie puisse évoluer.

Dans l'hygiène des bien portants, on peut distinguer des précautions générales concernant tout individu, et une hygiène professionnelle concernant l'infirmier.

La première précaution qu'impose l'hygiène est l'extrême propreté du corps, parce que la peau est le siège de fonctions importantes comme la respiration et la sécrétion de la sueur, parce qu'elle s'encrasse facilement et que ces crasses se trouvent être le point de départ de nombreuses maladies, l'habitat de nombreux parasites que l'on peut communiquer à son voisin.

Le meilleur procédé de nettoyage du corps est un savonnage général, une fois par semaine, précédé et suivi du passage rapide au bain-douche tiède. Le meilleur savon est le savon de Marseille blanc.

Les nettoyages partiels comprennent:

A. Des parties facilement salies parce qu'elles sont découvertes et exposées aux poussières: visage, oreilles, cheveux, barbe, mains et avant-bras.

B. Des parties revêtues : bouche et dents, pieds, parties génitales, anus.

A. **Parties découvertes.** — Le **visage** doit être savonné et lavé à l'eau froide ou tiède au moins une fois par jour. Le savon blanc suffit d'ordinaire. Les infirmières, dont la peau est irritable, peuvent employer le savon de toilette.

Les **oreilles** seront essuyées avec un soin particulier, à cause de leurs replis. On débarrassera le conduit auditif de la cire qui s'y accumule avec un coin de la serviette ou un tampon d'ouate, sans employer pour cela de cure-oreilles, épingles ou autres corps durs analogues. L'usage des boucles d'oreille est inutile et dangereux à l'asile.

La **barbe** sera de préférence rasée chez l'infirmier pour éviter une prise désagréable. Si elle existe, elle devra être savonnée et lavée avec le visage et peignée tous les jours.

Il serait bon que chaque infirmier ait son rasoir, son peigne, sa brosse personnels, certaines maladies, comme la syphilis, pouvant se communiquer par ces objets.

Les **cheveux**, chez les hommes, seront tenus courts. Ainsi les malades ne peuvent les saisir. De plus, il ne sied pas de voir un homme porter ostensiblement certaines mèches longues et apparentes qui sont d'ordinaire l'apanage d'individus efféminés et tarés.

La chevelure des dames doit être coiffée serrée. Les cheveux doivent être nettoyés, une ou deux fois par mois, avec 100 grammes de bois de Panama qu'on a fait bouillir dans 1 litre d'eau, ou avec de l'eau tiède savonneuse. Si la chevelure est habituellement sèche, on l'enduira, après lavage et séchage, de quelques gouttes d'huile d'amandes douces.

Comme parfums usuels et à bon marché, l'eau de Cologne ou l'essence de lavande sont seuls à recommander.

Mains et avant-bras. — Ce lavage est nécessaire plusieurs fois par jour, au moment des repas, et lorsqu'on a touché des objets malpropres. La peau doit être d'abord enduite de savon, puis brossée, enfin rincée à l'eau claire.

Les **ongles** seront tenus coupés ras, brossés au moment du lavage des mains et curés dans les rainures.

B. **Parties revêtues.** — Il faut se laver la **bouche** à l'eau tiède matin et soir, au lever et au coucher, et se frotter les **dents** avec une brosse spéciale assez dure et du savon de Marseille ou une poudre dentifrice. La plupart des caries ou maux de dents sont dus à l'absence de propreté de la bouche.

Les **pieds** seront lavés quotidiennement dans la saison chaude. Les ongles seront taillés. La sueur en peut être diminuée en changeant chaque jour de bas ou de chaussettes et en se lavant les pieds dans une infusion de feuilles de noyer.

Les **parties génitales** nécessitent des lavages

fréquents et pour le moins quotidiens. Se servir d'eau tiède et de savon, certaines peaux ne supportant pas l'eau froide.

Il est inutile pour les infirmières de recourir aux injections vaginales quotidiennes, à moins d'indication médicale.

L'**anus** et les parties en contact avec les matières fécales seront essuyés soigneusement après chaque défécation et lavés aussitôt que possible après cet acte. Employer du papier propre et mou; il est dangereux de se servir des doigts qui servent ensuite à prendre les aliments.

La bouche, l'anus et les parties génitales sont les endroits du corps qui, à cause de leurs replis nombreux conservent le mieux les germes morbides et sont de ce fait un véritable réceptacle de maladies locales (affections de la peau, érysipèle) et générales (syphilis, typhoïde), parasites (ténia, oxyures, vers intestinaux).

Ces parties du corps doivent être particulièrement et souvent nettoyées.

La négligence de ces précautions de propreté peut, avons-nous dit, amener l'invasion de parasites tels que poux, morpions, gale.

Ces parasites peuvent avoir été communiqués par le collègue malpropre, mais surtout par le malade entrant.

Un infirmier propre, infesté, ne doit jamais les conserver plus de quelques jours. Les poux de corps et de tête ne vivent que sur les personnes crasseuses. Les poux du pubis ou morpions se cramponnent aussi bien chez les propres que chez les sales; mais il ne faut jamais hésiter à avouer au médecin leur présence afin d'y remédier au plus tôt. Une gale soignée guérit en soixante heures. Il n'est pas déshonorant d'avoir un jour des poux; c'est l'indice de la malpropreté si on les conserve plus longtemps.

§ II. — HYGIÈNE CORPORELLE DES MALADES ALITÉS

Nous avons ici en vue les malades de maladies générales, alités pour la plupart, ressortissant de la médecine ordinaire, et non les aliénés en particulier, pour lesquels nous réservons un paragraphe spécial.

L'infirmier, personnellement propre, doit veiller à ce que les malades le soient également.

Comme pour lui-même, et chaque jour, les oreilles, visage, mains, etc., devront être nettoyés. Certains fiévreux ont de la répugnance pour le lavage, mais en employant l'eau tiède, on vaincra facilement leur résistance. Ne pas oublier de couper les ongles de temps en temps. Tenir la chevelure chaque jour bien démêlée. Les femmes se trouveront mieux, étant alitées, d'être coiffées un peu lâche, avec une natte de préférence à un chignon.

Les yeux seront visités avec soin et débarrassés de leurs sanies. On évitera que le mucus s'accumule dans le nez et y forme des croûtes épaisses.

La bouche demande des soins particuliers. Dans les fièvres graves, la langue est chargée, souvent sèche ; les lèvres se fendillent, se gercent ; les dents se couvrent d'un enduit épais. Il est indispensable que, plusieurs fois par jour, ces dépôts soient nettoyés à l'aide d'un tampon de coton hydrophile imbibé d'eau de Vichy ou d'une solution de bicarbonate de soude.

La cavité buccale présente, en outre, des affections comme le muguet et la gangrène de la langue, qui, assez bénignes dans une bouche bien tenue, deviennent rapidement très graves si on les abandonne à elles-mêmes.

Ne jamais laisser la bouche des malades se dessécher et, pour cela, leur donner fréquemment à boire ou leur humecter les lèvres.

De grands soins doivent également être apportés dans l'inspection minutieuse des organes génito-urinaires et de la défécation.

Il faut distinguer ici les malades non gâteux et les gâteux. Dans cette dernière catégorie rentre un groupe fort important d'aliénés alités.

Les malades non gâteux, alités, mais encore susceptibles de se rendre aux cabinets, nécessitent simplement un peu de surveillance pour les obliger à se nettoyer les parties voisines de l'anus.

Certains malades ne peuvent bouger du lit. Sans être gâteux, ils sont ou trop faibles pour se lever ou paralysés. Néanmoins ils sont encore susceptibles de demander le vase, suivant leurs besoins. Ils ne doivent jamais attendre cet ustensile. C'est en se montrant aussi diligent que possible que l'infirmier leur permettra de satisfaire leurs besoins dans le vase et s'épargnera ainsi un surcroît de travail dans l'avenir.

En effet, certains de ces malades affaiblis ne retiennent pas longtemps leurs matières fécales. S'ils ne peuvent immédiatement les évacuer dans le vase hygiénique, ils les épanchent dans leur lit, salissant couvertures et matelas, nécessitant un change complet. L'habitude de gâter s'installe ainsi très vite. Il semble cependant qu'il soit plus simple, moins fatigant de donner un vase et de le vider proprement, que de refaire tout un lit souillé et de nettoyer complètement un malade.

Après la défécation, le pourtour de l'anus doit être essuyé avec un tampon de coton hydrophile, qui constitue ici le meilleur torchon.

On doit veiller avec soin à ne jamais mettre en contact avec les matières fécales les draps, les oreillers et surtout les mains et ceci dans l'intérêt du soigneur.

La fièvre typhoïde surtout, mais aussi certaines diarrhées, la dysenterie, le choléra se transmettent par les matières fécales. Il faut donc éviter absolument que les mains ou les vêtements, si difficiles à bien nettoyer, soient souillés d'excréments.

Ceux-ci, dans les cas signalés par le médecin, et dans les diarrhées par les grandes chaleurs, seront mélangés dans le vase hygiénique avec une solution antiseptique appropriée : acide phénique, sublimé ou permanganate de potasse.

Les matières ne séjourneront pas dans les récipients ; elles seront aussitôt jetées, sans éclaboussures, dans les cabinets.

Il y a cependant des malades qui, malgré la bonne volonté de l'infirmier ou par suite d'infirmités, deviennent gâteux.

Que le gâteux soit un malade de maladie

générale ou un aliéné, il doit être traité de la même façon.

Nous ferons cependant une petite réserve au sujet des seuls aliénés. Nous répèterons encore une fois que les précautions prises par un bon infirmier diminuent le nombre des vrais gâteux. Beaucoup en effet sont susceptibles de se lever et d'aller sur le siège; quelques infirmiers les font même lever pour les nettoyer plus facilement.

L'expérience nous a prouvé que lorsqu'on insiste près d'un gâteux, qu'on le fait lever à heure fixe et plusieurs fois par jour, pour le présenter à la selle, on obtient presque toujours une évacuation, et une évacuation qui se répète à heure fixe devient ainsi une habitude. Il faut souvent, au début, insister avec fermeté et douceur, pour obtenir que le malade séjourne un peu sur le siège, mais les soins de l'infirmier se trouvent compensés par une diminution dans le nombre de lits à changer et de malades à laver.

Il est évident qu'on ne peut songer à s'adresser pour cela à des paralytiques à la dernière période, mais certains vieillards, certains hémiplégiques et surtout les mélancoliques bénéficient de cette manière de procéder. Il serait également inhumain de provoquer pendant la nuit des évacuations à heure fixe et de troubler le sommeil des malades pour éviter qu'ils ne salissent leur couche.

Les véritables gâteux exigent, eux, des soins tout à fait spéciaux qu'un infirmier novice est incapable de donner. Ces malades sont toujours alités et salissent à la fois leur corps et leur lit. L'acte qui constitue le nettoyage des gâteux s'appelle vulgairement dans les services « le change ».

Il consiste tout d'abord à préserver le malade du contact de sa literie souillée, à le nettoyer, à changer sa literie, son linge de corps.

Le change a lieu à l'asile quatre fois par vingt-quatre heures : le matin, à cinq heures et demie, par le service de nuit ; à sept heures et demie par le service de jour ; le soir, à une heure et à quatre heures et demie par le service de jour.

Certains malades, à l'occasion, peuvent être changés plus souvent en dehors des heures réglementaires.

La literie du gâteux se compose d'un sommier à lames métalliques élastiques, d'un paillasson en paille d'avoine, en trois pièces, d'un drap de dessous, d'une alèze, d'un drap de dessus, couverture, traversin.

L'alèze est un drap plié en quatre, placé sous

les fesses du malade, à l'endroit qui reçoit le plus de matières fécales.

Le drap de dessus soulevé, on laisse le malade étendu sur son lit et on enlève tout d'abord l'alèze avec la plus grande partie des excréments.

Placé sur le drap de dessous moins taché, le malade y est nettoyé. Pour cela on se sert d'eau tiède et d'un paquet de coton hydrophile que l'on peut jeter après usage. Cependant ce produit étant très cher, il pourrait être remplacé par certains torchons-éponges qu'on trouve dans le commerce actuellement, qui pourraient, après avoir servi une fois seulement et pour chaque malade, être blanchis et désinfectés.

Il ne faut jamais en effet utiliser les éponges pour le lavage des gâteux. Outre qu'elles sont des véhicules de contagion en servant plusieurs fois et pour des malades différents, elles s'imprègnent d'une odeur nauséabonde et tenace qu'elles communiquent aux mains. Le nettoyage du gâteux au moyen des coins du drap de dessous restés propres, la partie centrale étant en général seule souillée, est une pratique à recommander, tout au moins en ce qui concerne le gros nettoyage du malade, quitte à intervenir ensuite avec le torchon-éponge que nous préconisons.

Le malade soigneusement débarrassé de ses matières fécales, le lit est refait. Les paillassons sont changés en totalité ou en partie, puisqu'ils sont en trois morceaux et que la pièce du milieu est plus généralement mouillée. Le drap du dessus, s'il n'est pas souillé, remplace le drap du dessous, mais il ne faut pas hésiter à le changer s'il paraît sale.

L'alèze est ensuite passée et fixée solidement en engageant ses deux extrémités entre les paillassons et le sommier.

Il est très important que l'alèze et le drap du dessous ne fassent aucun pli, car ces plis marquent sur la peau des gâteux et y déterminent des excoriations qui peuvent se transformer en gerçures, puis en escarres. Or l'escarre doit être à tout prix évitée.

On saupoudre alors les fesses et les cuisses du patient avec une poudre desséchante : quinquina, talc, amidon au besoin; on met une chemise propre au gâteux, chemise spéciale fendue dans le dos, de façon que les deux pans latéraux puissent s'écarter de chaque côté du corps sans baigner dans l'urine sous les fesses.

On refait ensuite la partie supérieure du lit en mettant un drap propre si le drap de dessus a pu servir pour remplacer celui de dessous. Quoique l'économie du matériel ne doive intervenir qu'au second plan, la propreté tenant la première place, il est intéressant et nécessaire de chercher à éviter un blanchissage inutile au linge qui s'y use beaucoup.

Il est préférable pour ces manœuvres d'opérer à deux au moins. Pendant que l'un soulève le malade, l'autre passe sous lui draps et alèzes. Mais à la rigueur un seul infirmier peut arriver à changer un gâteux avec un peu de dextérité. Pour cela, il se place à droite du lit, découvre le malade, enlève la chemise. Il déborde alors l'alèze à droite, roule son malade sur le côté gauche, replie l'alèze sous lui, le roule sur le côté droit et enlève l'alèze en passant à gauche du lit. Il nettoie alors son malade, d'abord sur le côté gauche, puis sur le côté droit, enlève ensuite le drap du dessous par le même procédé que pour l'alèze.

Le paillasson du milieu est changé en relevant fortement les jambes et les cuisses du malade avec la main gauche, tandis qu'on opère avec la droite. Enfin on place le drap et l'alèze propres, dans la longueur du lit, d'abord une moitié sur laquelle on roule le malade avant de tirer et de tendre la totalité du drap.

Ce procédé lent et délicat ne saurait être recommandé qu'en cas d'urgence. Il ne peut d'ailleurs servir que pour des malades calmes et d'un poids moyen. On va beaucoup plus vite, toute proportion gardée, en se mettant deux ou trois pour changer.

Nous n'avons pas parlé des imperméables placés entre drap et paillasson, qui, à notre avis, devraient être supprimés si l'on pouvait avoir un matériel de paillassons assez considérable. Ils favorisent en effet, en maintenant le gâteux dans son urine, la macération de l'épiderme et sa désorganisation.

Le linge sale doit être mis dans une boîte spéciale à cet usage et envoyé de suite à la buanderie.

Avec ces précautions, en évitant le contact des excréments, le séjour des malades dans leurs matières et celui du linge sale dans les logements, on empêchera toute mauvaise odeur dans les quartiers de malpropres. Est-il utile de dire ici que la plus grande douceur doit être employée vis-à-vis des gâteux inconscients.

Il est bon de noter que certaines personnes, malgré leur bonne volonté, ne peuvent supporter les mauvaises odeurs passagères du change. Elles déterminent chez elles du dégoût, des nausées, la perte de l'appétit et un état d'embarras gastrique assez prononcé. Il y a là une infirmité incompatible avec le métier d'infirmier à l'asile dont une partie notable de la population est gâteuse. L'infirmier qui présenterait ce dégoût invincible ne pourrait pas être maintenu dans son emploi d'infirmier si, par suite des exigences du service, on se trouvait forcé de le placer dans un quartier de gâteux. Néanmoins, dans la pratique, les goûts personnels de chacun s'accommodent des nécessités et inconvénients de chaque catégorie d'aliénés. Celui qui répugne aux gâteux trouve à se caser aux agités ou ailleurs.

§ III. — HYGIÈNE CORPORELLE DES MALADES NON ALITÉS

Atteint seulement de maladie mentale l'aliéné est souvent susceptible d'aller et de venir dans l'intérieur du quartier et de se livrer, pour sa distraction, à certains travaux. Il doit, dans ces conditions, être tenu aussi propre que possible. En effet, certains de ces malades ont une tendance à négliger les soins hygiéniques. L'infirmier veillera à leur appliquer les règles que nous lui avons indiquées plus haut pour son hygiène personnelle.

Il fera attention à ce que le malade fasse avec soin la toilette des parties découvertes. Les mélancoliques, les déprimés ou les vieillards seront lavés par les infirmiers ; les femmes seront peignées chaque matin.

Les pieds devraient être lavés chaque jour en été, surtout chez les travailleurs, et les malades baignés au moins une fois par semaine. En somme, on devra prendre à leur égard toutes les précautions hygiéniques qu'on prendrait pour soi-même.

CHAPITRE II

LE VÊTEMENT

Le vêtement de dessus de l'infirmier, veste et pantalon, doit toujours être propre, exempt de tache, les boutons au complet. La veste sera boutonnée, sauf pendant les grandes chaleurs. La veste flottante signifie en effet un certain laisser aller dans la tenue qui peut indiquer le même défaut dans la conduite. Elle peut d'autre part être saisie et déchirée plus facilement par le malade. Le vêtement de dessus de l'infirmière sera également correct; le sarrau, propre et toujours serré par une ceinture à la taille afin de conserver la liberté des mouvements.

Il est recommandé aux infirmières d'éviter dans leurs chaussures les talons dits « Louis XV », qui n'assurent pas une assez grande stabilité à la marche et provoquent un surcroît de fatigue, particulièrement du côté des organes génitaux.

Les vêtements de dessus seront brossés chaque

matin pour les débarrasser des poussières qui les salissent et qui peuvent contenir des germes morbides.

Les vêtements de dessous seront changés fréquemment. Si l'infirmier porte de la flanelle, elle doit être renouvelée plus souvent que le reste du linge, parce qu'elle est en contact intime avec le corps et parce que son tissu se salit très facilement.

Pendant les périodes menstruelles, les infirmières n'omettront jamais de se garnir et de renouveler fréquemment le mode de pansement. Le plus simple, en cas d'urgence, est d'employer le coton hydrophile entouré de tarlatane souple. Dans la pratique ordinaire, les serviettes de toilette rigoureusement propres peuvent servir. Il est indispensable, quelle que soit la quantité de sang perdu, de renouveler ce pansement au moins deux fois dans la journée et une fois dans la nuit, le sang des règles se corrompant très facilement. Certaines maladies, comme la métrite, peuvent être la conséquence de l'inobservation des soins hygiéniques pendant la menstruation.

Dans certains cas que nous indiquons plus loin, surtout dans les maladies parasitaires de la peau, comme la gale, il ne faut pas hésiter à livrer son linge à la désinfection qui seule peut détruire complètement les germes néfastes.

Ne pas négliger de cirer les souliers et de brosser la casquette.

La tenue extérieure de l'infirmier sera irréprochable autant que sa propreté corporelle.

C'est, d'après ces deux éléments qu'on juge tout d'abord sa valeur, car s'il est soigneux pour lui-même, il le sera aussi pour les malades.

Ceux-ci doivent être, en effet, aussi bien vêtus que possible. Certains, comme les persécutés, ont conservé suffisamment de leurs facultés pour pouvoir garder d'eux-mêmes dans leurs vêtements une tenue décente. L'infirmier veillera chez ceux-là à ce qu'ils soient toujours pourvus de vêtements de saison et à ce qu'ils ne manquent jamais de linge blanc. Il fera droit autant que possible à leurs réclamations de ce chef, malgré qu'elles paraîtront quelquefois exagérées. On ne saurait trop, chez eux, encourager la bonne tenue; jamais un malade n'est trop propre.

Beaucoup en effet négligent complètement tous soins. L'infirmier doit les habiller avec patience, veiller à ce que le pantalon soit bien attaché et les souliers bien lacés. Il n'y a rien de si pénible que de voir errer dans une cour des malades à demi vêtus ou déchaussés. Il tiendra tous les boutons en place et les petites déchirures raccommodées. Il aura soin de ne pas laisser des vêtements en lambeaux.

Chez les femmes, l'infirmière surveillera avec soin les périodes menstruelles et engagera autant que possible ses malades à se garnir.

Certains malades déchirent leurs habits, soit pour aller nus, soit pour se confectionner des costumes bizarres dans leur accès d'agitation. On essayera tout d'abord de leur faire garder leurs vêtements, puis, si on ne réussit pas, on leur fera endosser ce qu'on appelle le maillot, après avoir prévenu le chef de service.

Il ne faut absolument pas qu'un malade aille nu, exposé qu'il est alors à toute une série d'accidents, dont l'insolation. S'attacher à avoir le moins de vêtements déchirés possible, simplement dans un but économique, car la perte d'un costume de malade constitue une dépense pour l'asile. Cette dépense répétée souvent peut se chiffrer par une grosse somme.

Les maillots en forte toile bleue seront propres et à l'usage exclusif d'un seul malade.

Il est absolument interdit, sans l'avis du médecin, d'utiliser ces maillots comme moyen de contention en fermant les manches et en fixant les bras sur la poitrine ou derrière le dos. Cette manœuvre est identique à l'application de la camisole de force, que l'on doit éviter autant que possible et qui ne peut être tolérée que d'après l'avis médical.

Quant à ce dernier vêtement, dont le nombre insuffisant d'infirmiers ne permet pas malheureusement la suppression totale, il doit être mis avec beaucoup de précautions, car innombrables sont les accidents de toutes sortes dus à son emploi. Tout d'abord on doit demander l'avis du médecin, ensuite ne pas opérer seul. Il faut au moins trois infirmiers pour camisoler un homme de force moyenne. Ne jamais employer de procédés douloureux, tels que torsion des bras, arrachement des cheveux ou strangulation. La camisole ne sera jamais appliquée par-dessus les autres vêtements. En cas d'urgence, dans les transferts par exemple, on retirera au moins la veste et le gilet chez les hommes, le corset chez les femmes. Le col de la camisole sera tenu très lâche et ne comprimera pas le cou ; les bras, ramenés sur la poitrine, ne seront pas serrés, de façon qu'ils puissent encore faire quelques mouvements. Les épaules ne seront pas étroitement comprimées par la toile, car il en résulte à la longue une douleur intolérable, outre la gêne respiratoire. Enfin on s'abstiendra du procédé qui consiste à empêcher la camisole de remonter en la fixant par une cordelette qui passe entre les jambes.

Nous avons déjà vu plusieurs sections des parties génitales dues à ce lien.

La camisole est une veste en forte toile à voile, lacée dans le dos au moyen d'œillets solides; les manches plus longues que les bras sont munies à leurs poignets d'œillets à l'aide desquels on les ferme et on y enferme les mains. Ces œillets permettent également, au moyen de liens, de ramener les bras et de les fixer autour du corps. Sur les épaules, sur la poitrine et dans le dos, existent des bandes solides de toile par lesquelles les infirmiers peuvent saisir facilement et fortement le malade.

Pour passer la camisole, on immobilisera tout d'abord le patient. Un des meilleurs procédés pour cela consiste à l'étendre sur le sol, de préférence sur le dos. Un nombre suffisant d'infirmiers sera nécessaire pour tenir trois des membres pendant qu'on engagera le bras resté libre dans la manche de la camisole.

Les deux bras entrés, on tachera d'asseoir le malade sur son séant, on le laissera se relever au besoin; un infirmier maintiendra solidement la camisole par la partie dorsale voisine des œillets, pendant qu'un autre immobilisera les deux bras en s'emparant de l'extrémité des manches. Les mains du patient, enfermées dans les manches, ne peuvent à ce moment ni saisir ni frapper. La camisole sera alors rapidement lacée dans le dos. Les bras seront ramenés sur la poitrine et fixés à l'aide des liens qui passent dans les œillets des poignets.

Nous connaissons différents autres procédés qui permettent, même à un seul infirmier, de maîtriser un malade et de lui passer la camisole. Nous ne tolérerons dans aucun cas l'application de ce vêtement opérée par un de ces procédés que nous ne décrivons pas, à cause de leur brutalité révoltante, et dont le plus énergique notamment consiste dans la strangulation momentanée du malade.

En dernier lieu, on ne saurait permettre l'application de la camisole plus de quelques heures par jour et dans les cas d'extrême urgence. L'infirmier, non convaincu de l'utilité d'éviter la camisole à tout prix, n'a qu'à faire une expérience personnelle: Camisolé lui-même une ou deux heures, il appréciera quel supplice intolérable on endure à se trouver les bras et le thorax immobilisés longtemps. Il ne doit pas y avoir de moyens de traitement douloureux à l'asile; partout les procédés médicaux cherchent à éviter la souffrance. Ce dernier reste des antiques moyens de contention doit disparaître également, et nous répétons qu'on ne saurait qu'exceptionnellement le tolérer et seulement parce qu'on manque de bras.

CHAPITRE III

LE LIT

Les lits sont actuellement semblables pour les malades et pour les infirmiers. Ils seront faits chaque jour; les draps changés aux périodes réglementaires et plus souvent s'ils sont sales. Les couvertures doivent être sans taches; maculées, elles seront aussitôt envoyées au blanchissage.

Les matelas seront visités souvent pour éviter l'envahissement de la vermine, puces ou punaises, qui doit disparaître avec l'installation du mobilier métallique. Le procédé le plus pratique pour détruire ces insectes, mais applicable seulement aux lits métalliques, consiste à les flamber avec la lampe à souder des ferblantiers. Laisser refroidir la partie chauffée et passer une couche de peinture.

On ne saurait trop recommander aux infirmiers de surveiller la confection des lits. Un dortoir, dont les lits sont bien faits et bien réguliers, plaît à l'œil; on peut plus facilement s'y assurer de la parfaite propreté. A un autre point de vue, l'infirmier risque sa vie, pouvons-nous dire, s'il néglige la surveillance des lits. C'est là en effet qu'en général le malade cache les armes dont il se servira un jour pour frapper.

Dans certains quartiers tranquilles, ce sont les malades qui font eux-mêmes leur lit. Mais quoique calmes, ces malades sont parfois dangereux : ils sont d'ailleurs à l'asile pour ce fait.

Il est indispensable que le lit ne soit pas toujours fait par le malade lui-même, pour qu'on puisse voir ce qu'il contient et s'il est propre.

Éviter que la literie soit déchirée. L'infirmier se souviendra que c'est en entamant draps ou couvertures que le malade a le plus de difficulté lorsqu'il veut les déchirer. Il faut intervenir pendant ce court laps de temps. La lisière rompue, les déchirures deviennent aisées, et un malade non surveillé peut ainsi occasionner de gros frais à l'établissement.

Actuellement on tend à pratiquer l'alitement des malades agités comme moyen de les calmer. L'infirmier doit tenir ces malades dans leur lit et non pas les laisser circuler en chemise, dans la salle. La difficulté n'est qu'au début; au bout de très peu de jours, le malade se tient couché et ne cherche plus à descendre de son lit.

CHAPITRE IV

LE LOGEMENT

Un logement salubre doit réunir plusieurs conditions.

Il doit permettre d'abord à la respiration de s'exercer normalement.

L'air contient de l'oxygène, de l'azote, de l'acide carbonique et de la vapeur d'eau. Accidentellement, il peut contenir des poisons, tels que l'oxyde de carbone. S'y tiennent en outre en suspension des poussières composées de débris de sable, chaux, fleurs, coton, chanvre, amidon, insectes, laine, duvet, microbes, etc...

L'oxygène seul est indispensable à la respiration.

Le milieu dans lequel on respire ne répond pas aux conditions hygiéniques :

Si les poumons ne disposent pas de l'oxygène nécessaire, c'est-à-dire si la capacité de la pièce habitée est trop petite;

S'il renferme des gaz dangereux.

Quand plusieurs personnes se trouvent agglomérées dans une salle close, au bout de peu de temps l'air devient pauvre en oxygène, riche en acide carbonique. Cet air est dit alors confiné. Il contient en outre de l'oxyde de carbone très toxique, s'il y brûle des becs de gaz ou autres foyers, et des poisons, très violents à faible dose, provenant de la respiration elle-même. On peut mourir asphyxié dans un tel air confiné; mais plus communément, l'air n'est pas suffisamment vicié pour produire un accident aussi grave.

L'organisme qui respire habituellement dans une pièce mal aérée ou encombrée s'affaiblit par l'usage quotidien de ces poisons et devient susceptible de contracter de graves maladies dont la plus fréquente est la tuberculose.

De ces considérations il résulte que la première précaution à prendre est d'éviter l'encombrement dans les salles en ne massant pas autant que possible tous les malades dans la même pièce. Éviter de plus dans ces pièces les mauvaises odeurs.

Il est remarquable que celles-ci ont une influence néfaste sur la bonne respiration. On évitera donc de fumer dans les salles, dans les dortoirs et surtout pendant la nuit. La fumée du tabac n'est ni saine, ni antiseptique, comme quelques-uns le croient, et à son odeur désagréable s'ajoutent pendant la nuit les risques d'incendie. Les infirmières éviteront aussi les parfums violents qui, par leur action néfaste, provoquent parfois des migraines.

Les substances toxiques accumulées par la respiration seront chassées des pièces par une ventilation énergique et pour le moins quotidienne.

Pour ventiler une pièce : ouvrir les fenêtres et les portes pendant une heure ou plus. On assure ainsi le renouvellement de l'oxygène.

Il est prudent de ne pas soulever les poussières de la pièce pour éviter de les absorber mélangées à l'air. On n'emploiera donc pas les balais et les plumeaux, mais le linge humide pour nettoyer la pièce. Ces poussières possèdent une action irritante, qui fait tousser ou éternuer, et contiennent de nombreux microbes dont le plus banal est le bacille de la tuberculose.

En plus de la bonne aération, les locaux d'habitation seront bien éclairés. Ils seront exposés de préférence au midi ou à l'est.

Enfin ils doivent être tenus dans un parfait état de propreté. Les vitres seront nettoyées pour que la lumière pénètre librement. Les murs seront lavés fréquemment. Les sols, en carrelage, à l'asile, seront également lavés au moins une fois par jour avec une solution de savon mou de potasse dit savon noir. Lorsque le sol est encrassé, il sera bon d'employer une solution très étendue d'acide chlorhydrique. On rincera ensuite à grande eau. Il ne faut pas oublier que cet acide et même ses vapeurs corrodent les lits et sommiers métalliques et que par conséquent ceux-ci doivent toujours être recouverts d'une couche épaisse de peinture.

Un bon procédé également consiste dans l'emploi d'une solution d'hypochlorite de chaux, dite *chlore*, qui blanchit le carrelage, tout en l'antiseptisant. On peut aussi utiliser cette solution pour le nettoyage des cabinets d'aisance. On a l'habitude d'étendre sur le sol de la sciure de bois humide avec laquelle on frotte ensuite le carrelage au moyen de la brosse *piezzava*. On balaye ensuite cette sciure humide.

Les quelques meubles qui garnissent les quartiers seront nettoyés également avec un torchon légèrement humide. Ne pas hésiter à demander qu'on repeigne, revernisse, ou recire une pièce de menuiserie dont l'enduit est enlevé.

Les parois des salles sont aujourd'hui presque toutes peintes à la laque, dite Ripolin ; elles peuvent et doivent être lavées fréquemment et dans toute leur hauteur.

Les souillardes seront tenues aussi propres que le reste du quartier. On évitera d'y laisser séjourner les eaux de vaisselle ou les détritus alimentaires qui ont pour effet d'attirer les mouches. Il faut autant que possible chasser ces insectes. Le plus simple est de tenir fermées les souillardes pendant le jour, les mouches n'aimant pas l'ombre.

Les cabinets d'aisance méritent une surveillance spéciale. Ceux qui sont dans les dortoirs seront toujours inodores et pour cela on n'y laissera accumuler ni matières fécales, ni papier. Les malades seront surveillés au moment de la défécation, pour qu'ils ne puissent pas jeter dans les cuvettes des objets volumineux susceptibles d'obstruer les conduits. Ne jamais jeter de coton hydrophile dans les cabinets.

Les cabinets qui sont dans les chambres particulières seront visités plusieurs fois par jour et nettoyés chaque fois, si besoin en est.

Quant aux latrines communes des cours, elles seront non seulement surveillées, mais lavées à grande eau dans la journée. C'est dans ces cabinets que se manifeste en général une certaine négligence; il est absolument indispensable qu'ils soient parfaitement propres et inodores. Nous répétons cela dans l'intérêt de l'infirmier. C'est par les matières fécales que se propagent une foule de maladies contagieuses et épidémiques, dont l'infirmier est la première victime, s'il néglige les soins de propreté. On se trouvera bien, dans les grandes chaleurs, de répandre, après les lavages sur le sol, une solution antiséptique appropriée de sulfate de fer ou de cuivre, ou de chlore.

Les murs doivent être nettoyés comme les sols, ne jamais être maculés et être repeints quand il en est besoin. Enfin on ne laissera pénétrer les malades dans les cabinets que par petits groupes. Ils ne devront jamais stationner à la porte, ce qui provoque des disputes.

L'asile, en plus des salles, dortoirs, etc... qu'on rencontre dans beaucoup d'agglomérations humaines, comprend des locaux spéciaux : les chambres d'isolement, plus vulgairement cellules, destinées à recevoir les malades très méchants ou trop agités pour supporter la vie en commun. Ces chambres demandent une propreté plus grande, s'il est possible, que les autres pièces. Les planchers en seront minutieusement lavés ainsi que les murs ; les paillasses et literie changées chaque fois que survient un nouvel occupant. Il faut penser, en effet, que certains des malades ainsi enfermés répandent, dans leur agitation, leurs matières fécales un peu partout, et combien il serait pénible à un malade moins troublé de rencontrer de ces traces excrémentielles sur les murs de sa chambre.

En ce qui concerne l'usage de ces locaux, l'infirmier doit se pénétrer de ce principe que, tout comme la camisole, la cellule devrait être supprimée ; que si le calme de l'asile est excellent pour les maladies mentales, il faut y ajouter une part de distraction et que rien n'est plus funeste à un aliéné que l'isolement absolu. Très peu de cerveaux, même sains, résistent à la claustration complète ; l'expérience a été faite, en Italie, sur les condamnés à l'encellulement perpétuel, qui remplace notre peine de mort.

Aussi, jamais, à moins d'urgence absolue, l'infirmier ne mettra-t-il, de sa propre autorité, un malade en cellule. Il demandera pour cela l'autorisation du médecin, ou le préviendra s'il a été obligé d'enfermer son homme.

Nous veillons, ici, à ce qu'il y ait toujours le moins de malades possible dans les chambres d'isolement et à ce qu'ils n'y restent pas longtemps. Le malade en cellule demande à ne pas être perdu de vue. Il peut en effet ou se suicider ou même parfois détruire sa cellule. Il peut avoir des attaques convulsives au cours desquelles il faut lui porter secours. Jamais on ne doit pénétrer seul dans une cellule habitée. Il faut y entrer deux de front pendant qu'un troisième se tient à la porte. Tel malade qui se jette impétueusement sur un infirmier seul ne bouge plus, s'il voit devant lui plusieurs personnes.

Pour la disposition de la chambre d'un *malade alité*, on s'inspirera des mêmes principes hygiéniques. Elle sera claire avec des fenêtres suffisantes pour l'aération quotidienne. Celle-ci ne sera jamais pratiquée violemment, mais, pendant qu'on ouvre une des fenêtres, on fera bien d'isoler le malade à l'aide d'un paravent, pour qu'un air trop vif ne le frappe pas. Pas de meubles encombrants dans une chambre de malade ; pas de matières alimentaires, oranges ou sucreries sur la table de nuit, sinon on ne peut se garantir des mouches.

Aucune matière fécale, urine ou autre, ne doit séjourner dans les vases.

Enfin le lit sera placé de telle façon qu'on puisse y avoir accès facilement et de chaque côté.

Pas de balayage dans la chambre, mais le torchon humide.

LE LOGEMENT DE L'INFIRMIER

L'infirmier qui habite en dehors de l'asile devra soigneusement choisir sa demeure. Ce logement sera d'abord bien exposé, à l'est ou levant, ou au midi de préférence; sur une rue large et non dans une ruelle mal odorante, pas au rez-de-chaussée si possible. Jl comprendra plusieurs pièces, si on veut y faire la cuisine. On ne doit jamais cuisiner dans la chambre à coucher; les fourneaux à charbon de terre, mais surtout ceux à charbon de bois étant des sources d'oxyde de carbone.

Il y aura plusieurs fenêtres qu'on ouvrira fréquemment. Les fenêtres, autant que possible, seront placées les unes au nord, les autres au midi, de façon que la ventilation soit plus complète. Une telle disposition permettra de tenir en été la pièce fraîche en ouvrant les croisées nord et en tenant closes les persiennes et les croisées sud. En Provence, il serait utile qu'elles fussent munies de grillages métalliques fins pour éviter la pénétration à l'intérieur des moustiques ou des mouches.

Dans la cuisine, l'écoulement des eaux de vaisselle devra se faire parfaitement. La ménagère ne laissera pas séjourner de détritus, ni ne les déposera devant sa porte, si elle ne veut pas attirer les mouches. Elle devrait avoir à cet effet une boîte métallique en tôle, fermée, que l'on va vider au loin chaque jour, ou que l'on donne au boueux.

Il n'y aura pas, près des habitations, des mares ou flaques d'eau stagnantes dans lesquelles se développent les larves de moustiques qui transmettent les fièvres paludéennes.

Le devant de porte sera balayé chaque jour et exempt d'ordures ménagères dans lesquelles naissent les mouches, qui provoquent ensuite la putréfaction des aliments et peuvent occasionner beaucoup de maladies. S'il était possible, le seuil, la porte d'entrée et les murs seraient lavés chaque samedi, comme cela se pratique dans le nord dans toutes les habitations, mais surtout dans les habitations ouvrières.

La chambre à coucher de l'infirmier. — Elle sera aérée chaque jour largement, en ouvrant portes et fenêtres. Une petite pièce bien ventilée vaut mieux qu'une grande qui reste close. Dans sa chambre à coucher, chaque individu doit disposer d'au moins 25 mètres cubes d'air. Le cube d'une pièce se mesure en multipliant la hauteur par la largeur et le total par la profondeur de la pièce.

Il vaudrait mieux, si on ne dispose que d'une petite pièce pour un ménage, s'habituer à dormir la fenêtre entr'ouverte, ce qui permet à l'air de se renouveler constamment. Une chambre à coucher ne doit jamais sentir le renfermé.

Une cheminée dans une pièce est un excellent moyen d'aération, même si on n'y fait pas de feu.

Il faut supprimer dans les chambres les rideaux de lits ou tentures de fenêtres. Ne garder pour garnir celles-ci que des rideaux blancs en mousseline, qu'on blanchit fréquemment. Le lit ne doit pas être dans une alcôve ; ce sera de préférence un lit de fer à sommier entièrement métallique comme les lits de l'asile, qui permettent de poursuivre les punaises dans les moindres fentes.

Les enfants ne coucheront jamais dans le même lit que les parents et autant que possible feront, à partir de deux ans, chambre à part.

Les eaux de toilette seront recueillies dans des seaux en métal qu'on évacuera chaque jour. Mélangées aux urines en effet, elles répandent, au bout de quelques heures à peine, une odeur infecte.

Enfin, dans les maisons dépourvues de cabinets d'aisances, on utilisera, pour les matières fécales, des seaux en porcelaine fermant hermétiquement et dans lesquels on aura projeté, au préalable, des désinfectants tels que lait de chaux ou solution de sulfate de cuivre. La vidange et le nettoyage de ces seaux devront se faire après chaque usage.

CHAPITRE V

LA NUTRITION

Par la nutrition, l'organisme s'assimile les principes nutritifs qui, contenus dans les aliments, servent au développement du corps, à son entretien, à la production de la chaleur et du travail.

Les aliments doivent, en plus de leurs qualités nutritives, présenter certaines conditions pour être hygiéniques, c'est-à-dire propres à la nutrition.

D'autre part, la fonction digestive doit s'exercer également dans certaines conditions hygiéniques pour être efficace.

Les aliments. — On peut distinguer les aliments en animaux, végétaux et minéraux. Les boissons de même : l'eau est un produit minéral, le vin végétal. Quelle que soit leur origine, ils renferment des principes chimiques analogues qui correspondent à ceux dont sont constitués le corps humain, ainsi l'oxygène, l'azote, le soufre, etc.

Ces principes chimiques sont groupés pour former des substances fondamentales, non tout à fait semblables suivant chaque aliment, mais très analogues et dont on rencontre les analogues dans le corps. Ainsi l'eau, dont notre corps contient 65 0/0 de son poids; les albuminoïdes (blanc d'œuf), qui composent également la chair musculaire; les graisses, qui forment une partie de la substance nerveuse, les sucres et féculents, les sels minéraux dont le principal, le sel marin, constitue un des éléments du sang humain.

L'organisme, en produisant la chaleur et le travail, perd chaque jour une partie des matériaux dont il est composé; l'alimentation doit lui fournir un apport suffisant pour réparer ces pertes.

Il résulte, de cet échange, des déchets qui sont les excrétions (sueurs, urines, excréments) et dont la plus ou moins grande quantité dépend de la qualité de l'aliment.

Si, pour employer la comparaison classique, l'organisme est un poêle, les aliments sont le charbon qui, plus ou moins bon, donne plus ou moins de chaleur et plus ou moins de cendres (excréments). De même qu'on a pu mesurer la valeur de chaque combustible par la production de la quantité de chaleur fournie, de même on a apprécié la valeur alimentaire de chaque produit par la quantité de chaleur qu'il développe dans le corps humain en se transformant par l'assimilation. Mais s'il est possible de chauffer le poêle avec une seule espèce de charbon, il est impossible de nourrir l'organisme avec un seul groupe d'aliments, et la mort serait la conséquence de l'exclusive consommation d'albuminoïdes (viandes) ou de graisse ou de sucres, qui, par exemple, ne contiennent pas d'azote.

Bien plus, très rares sont les aliments qui renferment dans des proportions favorables ces groupes alimentaires indispensables à l'entretien de la vie.

Ces aliments sont dits complets. Ce sont les œufs et le lait. Et malgré qu'ils offrent tous les éléments dont est fait le corps humain, il serait impossible à un homme de se nourrir, sans graves dommages, exclusivement et pendant longtemps d'œufs ou de lait.

Le régime quotidien doit donc être mixte, c'est-à-dire comprendre des proportions déterminées de chacun des groupes alimentaires. C'est pourquoi il faut éviter l'excès dans une ration quotidienne de telle ou telle catégorie d'aliments, et ne pas s'adonner exclusivement à un régime carné, à un régime végétarien ou à un régime gras. La santé peut souffrir de l'absorption immodérée de viande produisant des déchets nombreux. La goutte ou la gravelle peuvent être la conséquence de l'élimination incomplète de ses résidus.

Le régime végétarien exclusif, sans lait ni fromage ni œufs, est aussi néfaste. Un régime lacto-végétarien peut être toléré dans certains cas médicaux.

La répugnance et la perte de l'appétit seraient, sous nos climats, la conséquence d'un régime gras.

ALIMENTS D'ORIGINE ANIMALE

Viandes. — Les viandes comestibles peuvent être réparties en viandes de boucherie, de basse-cour et gibier, ou en viandes rouges, viandes blanches, viandes noires.

Les viandes rouges sont fournies par des animaux adultes, bœuf, cheval, mouton, porc, saignés.

Les viandes blanches, agneau, veau, poulet, dindon, doivent être prises chez de jeunes animaux.

Les viandes noires doivent leur couleur foncée au sang que le gibier conserve étant tué sans être saigné. Les viandes noires, de ce fait, se putréfient très facilement (faisandées), mais aussi deviennent très toxiques, très indigestes et sont peu recommandables pour l'alimentation.

Parmi les viandes blanches, toutes ne sont pas à conseiller aux malades. Tandis que certaines, comme le pigeon ou le poulet, sont maigres et très digestibles; d'autres, trop grasses comme l'agneau, le chevreau ou le porc, sont particulièrement indigestes.

Parmi les viandes rouges, le taureau doit toujours être proscrit de l'alimentation, de même que la vache maigre et âgée. Le cheval adulte, point trop vieux et de bonne corpulence, possède, de même que l'âne, une viande de première qualité dont l'usage tend avec raison à se répandre.

La viande peut être mangée crue ou cuite.

Viande crue. — La viande crue est recommandée à beaucoup de malades. La cuisson n'a pas modifié ses éléments, qui sont ainsi intégralement absorbés. Elle est aussi de ce fait plus digestible. Mais elle présente certains inconvénients. Elle doit être extrêmement fraîche, les produits de putréfaction n'étant pas détruits par la cuisson. Elle doit provenir d'animaux sains.

Le bœuf peut transmettre le ver solitaire ou la tuberculose, le porc également. Le cheval et le mouton, ne transmettant pas de parasites intestinaux, sont à recommander. Pour sa préparation, la viande crue de mouton est prise dans le gigot ou la côtelette première ; celle de cheval dans la tranche (cuisse). Elle est dégraissée puis coupée en tranches de 1 centimètre d'épaisseur; on racle la surface de la section avec un couteau émoussé jusqu'à ce qu'on ait séparé la pulpe du tissu fibreux. On obtient une pulpe plus fine en passant au pilon et au tamis.

Pour l'ingérer, on peut la rouler en petites boulettes dans du sel et avaler sans mâcher ; la mettre dans du pain azyme, la mélanger à de la confiture ou à du bouillon tiède auquel on ajoute un jaune d'œuf; on peut en prendre jusqu'à 300 grammes par jour.

Viande cuite. — Les viandes grillées ou rôties sont les plus digestibles. La viande bouillie est moins assimilable. Les viandes en sauces sont assez difficiles à digérer.

Préparations dérivées de la viande. — Le bouillon a une valeur nutritive très faible. C'est plutôt une boisson qu'une nourriture, à moins qu'on y incorpore du pain ou des pâtes d'Italie. Il devient alors une soupe ou potage et tire sa valeur des autres aliments qui y sont introduits. Il n'est pas à recommander pas plus que le potage à ceux qui souffrent de l'estomac. C'est un milieu très favorable au développement des microbes. C'est pour cela qu'il aigrit si facilement. Il devient alors très toxique et peut déterminer des empoisonnements. Il doit être consommé très frais et un peu dégraissé.

Les conserves de viandes dans des boîtes stérilisées doivent être absorbées aussitôt après leur ouverture. Ne consommer aucune boîte présentant un certain gonflement ou la moindre odeur suspecte. Les conserves, simplement anciennes, sont très nocives. Elles sont parfois nuisibles par l'introduction d'antiseptiques dangereux.

Les préparations de charcuterie peuvent être considérées comme des conserves de viandes de porc cuites, enrobées dans de la graisse. Elles sont rendues d'abord indigestes par cette enveloppe de graisse et, de plus, étant imparfaitement mises à l'abri des impuretés de l'air, elles se corrompent très facilement. La consommation suivra de près leur fabrication, si l'on veut éviter des accidents toxiques.

La charcuterie en général, dont l'usage est cependant si répandu, doit être employée dans l'alimentation d'une façon restreinte. Seuls les jambons salés ou fumés, maigres et longuement cuits, présentent des caractères alimentaires de premier ordre.

Les viandes salées sont crues et doivent être cuites pour être mangées. Le porc salé mangé cru (lard) peut donner le ver solitaire. La digestion en est difficile.

Les saucissons et viandes fumées sont aussi dangereux.

Les saucisses dites fraîches se putréfient avec la plus grande facilité, et en quelques heures. C'est elles qui occasionnent les empoisonnements les plus fréquents en été.

La chair des poissons est une excellente nourriture, très favorable aux goutteux, très facile à digérer, sauf les petits poissons frits, comme la sardine.

Conservés, ils présentent les inconvénients des conserves ou salaisons.

Les coquillages, surtout les moules, seront consommés très frais. Ils ne supportent pas le transport. Putréfiés, ils deviennent des poisons mortels. Pêchés dans le voisinage des égouts, dans les ports, ils sont susceptibles de communiquer les maladies les plus graves, choléra ou fièvre typhoïde.

Certaines personnes ne peuvent manger de

poissons ou de coquillages et présentent après leur absorption des troubles digestifs, des éruptions cutanées ou de l'urticaire ; elles s'abstiendront de cet aliment.

Les œufs. — Les œufs sont des aliments dits complets, contenant tous les principes nécessaires à l'entretien de l'organisme, dans des justes proportions.

L'œuf est facilement digestible et très assimilable, surtout cuit « à la coque ». Les œufs durs ou frits dans des graisses sont indigestes.

Les œufs doivent être frais. Pour apprécier leur fraîcheur, *on recherche le ballottement* ou on étudie la position que prend l'œuf dans l'eau ; à un jour, il va au fond ; plus vieux, il surnage.

Le blanc de l'œuf (albumine) peut, lorsqu'il est de date ancienne ou qu'il a été exposé pendant plus d'un jour à l'air, se décomposer et donner naissance à des produits qui provoquent des empoisonnements très graves dont les plus communs sont ceux que l'on observe après l'absorption des gâteaux à la crème dits « Saint-Honoré ».

Dans ces pâtisseries, en effet, entre pour une grande proportion, le blanc, battu en neige, d'œufs avariés ou conservés depuis longtemps.

Dans l'alimentation des enfants, il est bon d'éviter les pâtisseries en général dont la pâte est faite avec des jaunes d'œufs et qui contiennent souvent à l'intérieur des crèmes faites avec des œufs, si on n'est pas absolument sûr de la fraîcheur des produits employés à leur fabrication.

Le lait. — Le lait, habituellement de vache ou de chèvre, est un aliment complet. Mais les éléments qu'il renferme s'y trouvent dans des proportions qui ne sont pas celles d'une bonne ration alimentaire.

Le lait, qui constitue un excellent aliment, peut devenir dangereux par une série de falsifications. Il peut être écrémé, ce qui diminue sa valeur nutritive ; additionné d'eau plus ou moins propre ou contaminée par la fièvre typhoïde ; conservé par des antiseptiques dangereux pour l'organisme.

Enfin les vaches d'où il provient peuvent être malades. La tuberculose est parfois transmise par le lait d'une vache tuberculeuse.

Le lait de la pureté duquel on n'est pas sûr doit être consommé bouilli, quoiqu'il soit un peu moins digestible que le lait frais.

Pour l'alimentation de l'enfance, on ne doit jamais se servir de lait concentré ou stérilisé.

Les fromages. — Les fromages sont de bons aliments, d'autant plus nutritifs qu'ils sont faits avec des laits non écrémés (fromages gras). Les fromages cuits (gruyères) et les fromages crus à pâte dure salée (hollande et cantal, port-salut) sont des aliments de premier ordre, très nourrissants sous un petit volume, et facilement assimilables.

Les fromages à pâte non salée, mous (brie, coulommiers, camembert, livarot) ne sont pas à recommander dans l'alimentation, pas plus que le roquefort ou le gorgonzola, à cause des fermentations complexes que détermine la maturité de la pâte. Seul un estomac parfaitement sain peut supporter ces fromages « avancés ».

Le **beurre** est l'aliment gras le mieux supporté par l'appareil digestif. Il doit être frais, non rance. Le beurre fondu et salé ne peut servir que pour la cuisine.

La cuisine au beurre est celle qui digère le mieux.

Les graisses de mouton, bœuf, porc, sont utilisées dans la préparation des aliments.

L'huile d'olive est également très employée.

La cuisine à l'huile n'est pas recommandable aux estomacs fatigués.

ALIMENTS VÉGÉTAUX

Ils sont essentiels dans l'alimentation. Sans eux, on voit apparaître une maladie spéciale, le scorbut.

Légumes secs. — Moins facilement assimilables que les viandes et les farines; les pois, haricots, fèves, lentilles, etc., ont une grande valeur nutritive.

Leur prix modique doit les faire adopter comme base de l'alimentation de la classe ouvrière. Ils remplacent très bien la viande.

Les légumes secs doivent être trempés pendant douze heures à l'eau froide avant la cuisson, puis bouillis.

Pour les dyspeptiques, ils seront réduits en purée ; les constipés ingéreront le légume bouilli complet avec sa coque, qui excite les fonctions intestinales.

Les légumes secs sont un peu pauvres en matières grasses; aussi, outre l'ébullition, a-t-on l'habitude de les préparer à la graisse ou au beurre, ce qui les améliore au point de vue alimentaire.

Légumes verts. — Les légumes verts sont très pauvres en principes nutritifs, contenant surtout de l'eau et un produit inassimilable, la cellulose. Ils ont pour avantage de fournir de l'eau, des sels minéraux et de permettre l'absorption des graisses que la cuisine leur incorpore facilement. Ils sont laxatifs.

Les légumes verts crus, comme le radis, seront consommés en faible quantité, étant très indigestes.

Les tubercules comestibles ont pour type la pomme de terre. Elle a une certaine valeur alimentaire par suite de la fécule ou amidon qu'elle renferme, de même que les pois, blé, etc. Mais elle contient beaucoup d'eau, une forte proportion de cellulose et ne peut que constituer un aliment accessoire qui demande à être très bien cuisiné et assaisonné d'une grande quantité de matières grasses. Il faut en absorber une certaine quantité par jour, si on veut en faire le fond de l'alimentation, ce qui compense son faible prix.

Elle subit facilement des altérations.

Elle gèle et alors se charge de sucre.

Il s'y développe à ce moment et sous l'action de la germination un poison des plus violents (solanine) qui a causé plusieurs fois des accidents. C'est pour cela qu'il faut extirper profondément les yeux de la pomme de terre.

Farines et pain. — Les graines des céréales sont utilisées dans l'alimentation, décortiquées en gruau comme le riz, concassées comme la semoule, moulues comme la farine.

Le riz, préparé à l'eau ou au lait, est un excellent aliment, de même que la semoule qui, cuite au lait, constitue un des meilleurs produits pour l'enfance.

Les farines d'avoine ou d'orge font d'excellentes bouillies. La bouillie de maïs ou Polenta, très bon aliment, demande à ne pas être consommée à l'exclusion de toute autre, par suite des accidents toxiques (pellagre) qu'elle peut faire apparaître.

Les pâtes d'Italie, nouilles, macaroni, jouent un rôle nutritif important. Elles devraient entrer pour une grande part dans l'alimentation journalière, de même que le riz et la semoule. Ces pâtes, assaisonnées avec du beurre, de la graisse ou du jus, constituent des aliments complets dont la digestion rapide facilite le travail des intestins malades.

Le pain contient 66 0/0 de matières solides. S'il renferme plus de 35 0/0 d'eau, il est fraudé.

Le pain hygiénique devrait être fait complètement à la mécanique pour éviter l'intervention du corps humain, qui peut être sale ou contaminé. Il doit être bien cuit et consommé frais pour être bien digéré.

En effet, les éléments du pain rassis se trouvent légèrement modifiés par la dessiécation. S'il est de vieille date et exposé à une humidité même légère, il devient un milieu particulièrement propre au développement de toutes les moisissures dont l'ingestion peut provoquer de graves troubles gastro-intestinaux. Il faut donc éviter autant que possible de laisser consommer aux malades de vieux croûtons de pain. La croûte est plus digestive et plus nutritive que la mie.

Le pain nourrit par ses albuminoïdes (gluten), sa fécule et ses sels (phosphates et chlorures); si on y ajoute du beurre (tartines) ou du fromage, on a un aliment complet.

Le pain peut devenir toxique dans quelques cas; mais c'est surtout dans les manipulations, qu'il subit après sa cuisson, qu'il est susceptible de devenir un agent actif de tous les germes morbides. Il doit donc être manipulé et transporté avec les plus grands soins de propreté.

Fruits frais. — Les fruits frais contiennent,

pour la plupart, surtout de l'eau et des matières sucrées.

Ils sont légèrement laxatifs.

Les fruits à pulpe douce, comme le melon ou ses analogues, sont des aliments très lourds à digérer et peuvent provoquer de graves indigestions.

Certains fruits, comme la banane, la figue, la datte, la chataigne, sont d'excellents aliments.

En général les fruits frais sont d'une grande importance dans l'alimentation où ils introduisent agréablement le sucre.

Les fruits cuits dans un sirop, un peu moins agréables, sont plus nourrissants et plus digestibles. C'est un aliment de choix pour les convalescents. Certains fruits huileux, comme l'amande, la noix, la noisette, sont particulièrement indigestes et doivent être évités par les estomacs délicats.

Les confitures sont des conserves de fruits cuits dans un sirop de sucre concentré. Elles sont un excellent dessert, étant d'un goût agréable et permettant une grande consommation de sucre. L'état de concentration du sucre et sa cuisson ne permettent pas, dans les confitures, le développement de nombreux microbes, lorsqu'elles sont tenues à l'abri de l'humidité. Cependant il ne serait pas prudent de consommer des pots de confiture à la surface desquels on verrait apparaître certaines moisissures. Ces champignons en effet prolongent dans l'intérieur du produit leurs racines ou mycélium qui constituent la plante elle-même, et il ne suffit pas, par conséquent, d'enlever la couche superficielle pour éviter d'absorber la moisissure.

Condiments. — Ce sont les substances qui servent à assaisonner les mets. On les distingue en condiments sucrés, acides, épices et sel.

Le **sucre** est plus qu'un condiment, c'est un aliment indispensable. On a montré depuis longtemps combien il est utile pour augmenter la vigueur et diminuer la fatigue. Les condiments acides : vinaigre, jus de citron, excitent l'appétit, mais doivent être consommés à dose modérée.

Les épices, comme le poivre, irritent et congestionnent les voies digestives ; à petite dose, elles sont apéritives.

Les gastralgiques s'abstiendront d'épices ou condiments acides qui réveillent leurs douleurs.

Le sel de cuisine ou sel marin est indispensable à l'organisme. Les aliments en renferment naturellement. Il suffirait d'en ajouter très peu aux mets pour en absorber une quantité suffisante. En général on consomme trop de sel ;

mais il développe le goût des aliments. Cependant quand les reins fonctionnent bien et que les éliminations urinaires sont normales, cet excès quotidien de sel ne présente aucun inconvénient.

BOISSONS

Eau. — La seule boisson indispensable, c'est l'eau. Il en faut à un adulte environ 2^{lit},5 par jour. Une partie de cette eau est fournie par les aliments.

L'eau de boisson, pour être potable, doit être fraîche, limpide, inodore, faiblement saline, agréable au goût, aérée, légère, imputrescible (A. Gautier).

Les eaux dangereuses sont celles dans lesquelles on constate un excès de sels minéraux (eaux minérales) ; des matières organiques en décomposition (eaux vaseuses) ; des microbes nuisibles, des produits toxiques.

Les eaux trop minéralisées, surtout celles qui contiennent des sels de chaux (calcaires), sont lourdes à digérer. Elles sont impropres à la cuisson des légumes qu'elles durcissent, et au savonnage. On les reconnaît à ce qu'elles déposent dans les casseroles ou bouillottes un épais enduit blanc et pierreux, et à ce qu'elles ne font pas mousser le savon. Si on ajoute un peu de bicarbonate de soude et qu'on laisse reposer, on améliore certaines de ces eaux.

Les microbes représentent le principal danger de l'eau ; c'est par elle que se transmettent le bacille de la fièvre typhoïde, le bacille du choléra, celui de la dysenterie. Il faut toujours avoir soin de ne pas mettre les matières fécales en contact avec l'eau de boisson, de ne pas boire de l'eau d'un puits voisin d'une fosse à fumier.

Lorsqu'on soupçonne qu'une eau contient des microbes dangereux, il est bon de la faire bouillir pendant cinq minutes au moins. Elle doit être ensuite refroidie dans un endroit frais et dans un vase à grande ouverture, au contact de l'air.

Les tisanes ou infusions ont le grand avantage de faire consommer aux malades de l'eau bouillie et stérilisée. Une infusion dont l'usage est très répandu est le café. Chez les individus sains, c'est une bonne boisson à prendre chaude à la fin du repas dont il accélère la digestion. Excitant du cœur et du système nerveux, c'est un diurétique efficace. Mais il provoque des insomnies, et son usage doit être proscrit chez les cardiaques et chez les gastralgiques dont il réveille les douleurs.

Le thé est une bonne boisson, mais il contient

une notable proportion de tanin qui peut provoquer de la dyspepsie, et beaucoup de caféine, qui donne de l'insomnie et excite le système nerveux.

La filtration est un bon procédé pour stériliser l'eau, mais mal applicable dans les campagnes. Le filtre marseillais en terre et charbon poreux est peu efficace. Il vaut cependant mieux que rien et débarrasse l'eau de ses grosses impuretés.

On a cherché à remplacer les filtres par des moyens chimiques d'épuration. Le permanganate de potasse ajouté à l'eau jusqu'à ce qu'elle devienne légèrement rose (2 à 4 centigrammes par litre, 2 à 4 grammes par 100 litres) détruit une grande partie des microbes et des matières organiques; on laisse reposer l'eau, on la décante et on la décolore en la sucrant légèrement.

Ce procédé est bon surtout quand il s'applique à des eaux vaseuses.

Vin. — Le vin est un liquide très complexe produit par la fermentation du jus de raisin. C'est, mélangé d'eau, la boisson ordinaire en France, et il n'y a pas lieu de s'élever contre son usage modéré, mais il faut qu'il soit naturel.

Les vins rouges sont plus recommandables que les vins blancs, quoique plus indigestes.

Les vins vieux, surtout le bordeaux, pris

purs à la dose d'un ou deux verres à bordeaux par jour, sont des excitants précieux chez les convalescents.

On ne doit pas, quelle que soit la résistance individuelle, consommer plus d'un litre de vin par jour, tous repas compris. L'alcoolisme chronique est presque fatal, à un moment donné, chez un individu qui en prend une plus grande quantité quotidienne.

De même que le cidre, la bière, moins alcoolique que le vin, est aussi une excellente boisson.

Mais l'eau pure reste encore la boisson hygiénique par excellence. Les repas arrosés d'eau digèrent en effet deux fois plus vite que ceux mouillés de vin ou de bière. De plus, le buveur de vin ne sait souvent pas se modérer et verse doucement et sans ivrognerie dans l'alcoolisme.

Parmi les falsifications communes du vin, les plus dangereuses sont le vinage et le plâtrage. Le vinage y introduit des alcools de pomme de terre ou de betterave très nuisibles. Le plâtrage, outre qu'il rend le vin indigeste, semble avoir une grande part dans la production de certaines maladies de foie (cirrhoses).

Apéritifs et alcool. — Les liquides dits apéritifs ou digestifs doivent être absolument proscrits de la consommation, aucune exception ne pouvant être faite pour les liqueurs dites de ménage, comme le cassis, et titrant plus de 15°.

L'apéritif semble être le produit alcoolique le plus nocif. L'absinthe tient le premier rang, suivie de près par le vermouth et le bitter.

Pris à jeun, les apéritifs enflamment la muqueuse de l'estomac et déterminent l'embarras gastrique ou la gastrite, qui devient plus ou moins vite chronique.

L'action des liqueurs digestives, chartreuse, kummel, anisette, etc., est presque aussi néfaste que celle des apéritifs.

Le danger de ces boissons se trouve dans :

L'alcool qu'elles renferment à l'état concentré (70 0/0 dans l'absinthe) et qui est souvent de mauvaise qualité (alcool de grain) ;

Les essences qui donnent le goût à l'absinthe, à la chartreuse, etc. ;

Dans de véritables poisons tels que : la strychnine ou la teinture de noix vomique qui sont employées pour rendre amers beaucoup d'apéritifs à bon marché.

Mais l'alcool seul, même l'alcool de vin, est capable de déterminer de graves troubles et surtout des troubles mentaux dont les infirmiers ont chaque jour des exemples sous les yeux. Ces troubles mentaux sont :

a) L'ivresse avec l'inconscience de l'homme

ivre. L'ivresse est à proprement parler un accès aigu d'alcoolisme;

b) Le *delirium tremens* est un accès subaigu mais plus redoutable que l'ivresse, parce qu'il survient chez les alcooliques chroniques. On ne conçoit pas qu'un infirmier boive encore immodérément de l'alcool ou du vin quand il a assisté une fois aux hallucinations terrifiantes du delirium tremens, et qu'il a vu l'état général extrêmement grave dans lequel se trouve le malade. C'est qu'alors son intelligence est trop bornée pour lui permettre d'apprécier les dangers qu'il court.

c) L'état le plus fréquent est l'alcoolisme chronique. Il est caractérisé par :

Des troubles gastriques : disparition de l'appétit, amaigrissement, apparition de la pituite ou nausée matinale;

Des troubles nerveux: tremblement des mains et de la langue, crampes dans les mollets ou dans les mains, fourmillements;

Des troubles mentaux : tout d'abord la perte du sommeil, des cauchemars, des rêves pénibles, des réveils en sursaut. Ensuite des hallucinations visuelles, sous la forme de flammèches ou lumières devant les yeux, apparitions terrifiantes et menaçantes. Des idées délirantes de persécution et de jalousie, qui causent la ruine de la plupart des ménages d'alcooliques; un certain état d'anxiété très pénible, l'alcoolique n'étant bien nulle part, si ce n'est quand il a bu ;

Enfin une tendance à la violence, aux colères brutales, qui montrent que l'alcoolique a perdu tout empire sur lui-même. Surviennent ensuite des complications très nombreuses : l'épilepsie, l'hémorragie, la congestion cérébrale, les maladies de foie.

L'alcoolique dépasse-t-il l'âge mûr, il offre prématurément le tableau d'un très vieil homme. Son intelligence est diminuée, sa mémoire est affaiblie. Il n'a plus de jugement; il n'est plus conscient de sa situation lamentable. Ses forces musculaires l'abandonnent, et c'est à peine s'il peut se traîner quand il n'est pas paralysé d'un ou de plusieurs membres. Enfin, c'est un dément dont la maladie mentale peut dans certains cas offrir le tableau d'une paralysie générale et se terminer ainsi rapidement dans l'anéantissement complet de l'intelligence et le gâtisme.

Non seulement l'alcoolique nuit à lui-même, mais il procrée une famille dont les représentants sont tous plus ou moins tarés. L'alcoolique, en effet, excité par son poison, a beaucoup d'enfants dont la plupart meurent en bas âge, et dont ceux qui survivent sont des arriérés, des épileptiques, des déséquilibrés, des nerveux et surtout des tuberculeux.

La grande cause de la dépopulation en France réside actuellement dans l'alcoolisme, qui infecte les villes et tend à envahir les campagnes.

Chaque Français, aimant sa race, doit non seulement proclamer les dangers de ce poison, mais il doit surtout s'abstenir rigoureusement d'alcools et d'apéritifs et ne pas faire abus de vin, de bière ou de cidre.

Les différentes eaux-de-vie de vin, ou le rhum, de bonne qualité, peuvent être employées d'ailleurs à dose très faible, chez les malades. Elles offrent l'avantage de stimuler l'organisme et de lui faire dégager rapidement, mais passagèrement, une assez grande quantité de chaleur.

La digestion. — Il ne suffit pas d'absorber des aliments pour les assimiler, il faut encore que l'appareil digestif fonctionne normalement et dans de bonnes conditions hygiéniques.

C'est ainsi que les aliments doivent être lentement et complètement mastiqués, que les matières féculentes doivent être copieusement imbibées de salive.

Il faut éviter d'avaler vite, de manger serré par un corset, une ceinture; d'ingurgiter trop de boisson au début du repas. On doit s'abstenir, en mangeant, d'émotions violentes, de discussions vives, de trop d'animation, de travail cérébral. Après avoir mangé, éviter de se livrer de suite à un travail pénible. En été, il est bon de se reposer, après les repas, sur un siège confortable, sans dormir. Pour quelques-uns, une marche modérée est préférable.

Enfin il faudrait éviter de fumer avant de manger.

L'habitude est de faire usage du tabac aussitôt après le repas. Il serait plus hygiénique d'attendre, pour cet exercice, que la digestion soit bien amorcée, qu'on ait bu le café ou une boisson tiède. L'usage modéré du tabac après les repas ne présente en général d'autre inconvénient que celui de vicier l'atmosphère et de rendre rapidement intolérable l'air confiné des espaces clos chers aux fumeurs. L'usage du tabac est rigoureusement interdit aux cardiaques et à ceux qui ont facilement des palpitations.

TABLEAU N° 1

ALIMENTATION RATIONNELLE ET ÉCONOMIQUE DES TRAVAILLEURS PARISIENS [1]

Ouvriers faisant un travail musculaire modéré. — Régime journalier (Hiver)

	REPAS DU MATIN	REPAS DE MIDI	REPAS DE 4 HEURES	REPAS DE 8 HEURES
Ouvrier de poids moyen	Lait....... 200 gr.	Viande........... 100 gr.	Pain........ 50 gr.	Viande bouillie... 50 gr.
	Pain...... 100 —	Pain............. 200 —	Fromage.... 20 —	Pain............. 135 —
	Sucre..... 15 —	Sucre............ 15 —	Vin....... 1/4 de lit.	Bouillon......... 300 —
	Café noir.. 15 —	Café noir......... une tasse		Légumes frais.... 200 —
		Pommes de terre. 300 gr.		Dessert (fruits secs).. 100 —
		Riz au lait....... 70 —		Beurre........... 5 —
		Beurre........... 15 —		Vin............ 1/4 de lit.
		Vin............ 1/4 de lit.		

1. Landouzy et Marcel Labbé.

TABLEAU N° 2

Ouvrières et Employés

	REPAS DU MATIN		REPAS DE MIDI		REPAS DE 8 HEURES	
Ouvrières de poids moyen	Lait..........	200 gr.	Viande..............	60 gr.	Viande bouillie.......	60 gr.
	Pain..........	150 —	Pain.................	150 —	Pain.................	135 —
	Sucre.........	15 —	Sucre................	15 —	Bouillon.............	300 —
	Café noir.....	15 —	Café noir............	une tasse	Légumes frais........	200 —
			Pommes de terre.....	300 gr.	Dessert..............	100 —
			Riz au lait..........	70 —	Beurre...............	10 —
			Beurre...............	15 —	Vin..................	1/4 de lit.
			Vin..................	1/4 de lit.		

TABLEAU N° 3

ALIMENTATION DU SOLDAT[1]

ALIMENTS	RATION de GARNISON	RATION de CAMPAGNE
	grammes	grammes
Pain de munition	750	750
Pain de soupe	250	»
Viande fraîche non désossée	320	400
Riz	30	60
ou		
Légumes secs	60	60
Saindoux	30	30
ou		
Graisse de bœuf	40	40
Sel	16	20
Sucre	21	21
Café torréfié	16	16

TABLEAU N° 4

PRISONS DE FRANCE

Pain	820	grammes
Légumes frais	70	—
Pommes de terre	110	—
Viande	38	—
Riz	19	—
Légumes secs	60	—
Oignons	10	—
Graisse	12	—

1. Rouget et Dopter.

REMARQUE. — Ces aliments sont comptés à l'état frais et non cuits.

Par suite de la déperdition, cette ration paraît un peu insuffisante, si on s'en rapporte aux données classiques.

TABLEAU N° 5

ASILE DE PIERREFEU (VAR)

Infirmiers faisant un travail modéré

ALIMENTS	REPAS du MATIN	REPAS de MIDI	REPAS du SOIR	RATION QUOTIDIENNE
Pain	à discrétion			700 gr.
Café grillé	10 gr.			10 —
Sucre	20 —			20 —
Viande	»	150 gr.	150 gr.	300 —
Légumes		80 —		80 —
Salade			150 —	150 —
ou				
Légumes secs			80 —	80 —
Dessert (fromage ou biscuits)		20 —	20 —	40 —
ou				
Confiture		30 —	30 —	60 —
Graisses				15 —
Vin				85 centil.

TABLEAU N° 6

Infirmières faisant un travail modéré

ALIMENTS	REPAS du MATIN	REPAS de MIDI	REPAS du SOIR	RATION QUOTIDIENNE
Pain	à discrétion			600 gr.
Café grillé	10 gr.			10 —
Sucre	20 —			20 —
Viande		125 gr.	125 gr.	250 —
Légumes secs		80 —		80 —
Salade			150 —	150 —
ou				
Légumes secs			80 —	80 —
Dessert (fromage ou biscuits)		20 —	20 —	40 —
ou				
Confiture		30 —	30 —	60 —
Graisses				15 —
Vin				50 centil.

REMARQUE. — Les tableaux n° 5 et n° 6 sont pour les jours dits *gras* au nombre de cinq par semaine.

Les jours *maigres*, lundi et vendredi, le plat de viande se trouve remplacé par un plat équivalent de poisson ou de légume.

Il ressort de ces tableaux, que c'est le soldat qui jouit de la ration alimentaire la plus élevée ; ce qui s'explique par ce fait que, le soldat est un adolescent qui fournit un grand exercice musculaire et qu'il a besoin d'une forte ration journalière d'entretien et d'une ration de croissance.

La ration du prisonnier lui suffit parce qu'il

est constamment au repos. Quand le prisonnier travaille, il acquiert un pécule qui lui permet d'augmenter sa ration journalière.

La ration de l'ouvrier, qui semble tout d'abord un peu élevée, n'est pas exagérée si l'on pense qu'il s'agit, dans cette statistique, de travailleurs parisiens menant une vie très fatigante, nullement comparable à la vie tranquille et bien réglée de l'infirmier d'un asile.

Cependant, en mettant en parallèle les tableaux n° 1 et 5, on voit que la ration journalière de l'infirmier à l'asile de Pierrefeu se rapproche sensiblement de la ration de l'ouvrier parisien.

En plus, lorsque l'employé ou l'infirmier est obligé d'accomplir un travail fatigant, lorsque son état de santé nécessite un régime spécial, le chef de service ne refuse jamais de prescrire un supplément de nourriture.

TABLEAU N° 7

RÉGIME ALIMENTAIRE DES MALADES DE QUATRIÈME CLASSE OU RÉGIME COMMUN

ALIMENTS	1er REPAS	2e REPAS	3e REPAS	RATION QUOTIDIENNE
Pain	à discrétion			700 gr.
Viande		180 gr.		180 —
Pâtes pour soupe	Soupe		Soupe	60 —
Légumes secs		80 —	80 gr.	160 —
Graisse et petit salé				25 —
Vin				12 centil.

Remarque. — Cette ration alimentaire est un cadre très élastique, susceptible de varier à chaque instant à l'asile.

En effet, il est distribué quotidiennement, en plus du régime ci-dessus, 60 litres de lait et soixante œufs environ par jour.

Beaucoup de malades qui travaillent régulièrement ont des suppléments de viande, de fromage ou de vin. Quant aux malades de maladies générales, ils sont, chaque fois qu'il en est besoin, soumis par le médecin à des régimes spéciaux.

ALIMENTATION DES NOURRISSONS

DURANT LES HUIT PREMIERS MOIS

Allaitement au sein. — Ce procédé seul est à conseiller, et, en principe, la mère doit toujours nourrir : *Le lait de la mère appartient à l'enfant.*

On ne prendra une nourrice que dans les cas exceptionnels.

La supériorité de l'allaitement au sein est écrasante. Il meurt 12 enfants nourris au biberon pour 1 nourri au sein.

Le lait de la mère, en effet, est l'aliment

naturel, tandis que le lait de vache ou de chèvre diffère par sa composition.

Le sein doit être donné à heures fixes. Si l'enfant crie en dehors de ces heures, il n'y a qu'à le laisser crier. Il prend vite l'habitude de ne se réveiller qu'aux heures des tétées.

Pendant les six premiers mois, les tétées seront données toutes les deux heures et demie; la première à cinq heures du matin, la dernière à quatre heures du soir. Cela fait donc huit tétées en vingt-quatre heures.

Après le sixième mois, on fait téter sept fois, toutes les trois heures seulement. Il est préférable de ne pas donner le sein au milieu de la nuit; le nourrisson prend vite l'habitude du sommeil et la mère se repose mieux. La durée des tétées est de quinze minutes environ.

On aura soin de laver soigneusement le mamelon du sein avant chaque tétée.

Durant l'allaitement, la mère doit manger abondamment lait et féculents; s'abstenir d'asperges, artichauts, ail, épices; boire très peu de vin. Elle doit mener une vie calme et régulière, ne pas prendre de médicaments dont certains peuvent passer dans le lait.

Quant à la quantité de lait que doit prendre un nourrisson chaque jour, sa meilleure mesure est l'observation de la croissance régulière de l'enfant. Cependant on peut admettre comme base que l'enfant prendra :

Pendant les six premiers mois, par kilogramme de poids corporel.......	125 grammes de lait.
Pendant les six derniers mois, par kilogramme de poids corporel.......	115 —
Après un an, par kilogramme de poids corporel.......................	104 —

en augmentant légèrement ces chiffres, si besoin en est[1].

Allaitement au biberon. — Le lait de vache est le plus pratique. Il doit être donné très pur et peu de temps après la traite, moins de vingt-quatre heures; de préférence cru, si on est sûr qu'il ne provient pas de vaches malades.

La plupart des laits ne peuvent être employés que bouillis ou chauffés au bain-marie à 100°.

Le lait peut être donné pur, mais il est préférable de le couper avec de l'eau bouillie sucrée à 10 0/0 pour rapprocher sa composition de celle du lait de femme.

Marfan indique les règles suivantes :

1. Barbier, *Bull. gén. thérapeut.*, 1903.

AGE	NOMBRE de BIBERONS	INTERVALLES des BIBERONS	DILUTION	QUANTITÉ DE LAIT PAR BIBERON	QUANTITÉ DE LAIT PAR JOUR
				grammes	grammes
1er jour	1 ou 2	»	Lait de vache Eau sucrée au 1/10	8	8 à 16
2e —	6	3 heures	*Id.*	8 à 12	48 à 72
3e —	7	*Id.*	*Id.*	12 à 20	84 à 140
4e au 7e jour	7	*Id.*	*Id.*	30 à 40	210 à 280
7e au 30e —	7	*Id.*	Lait de vache, 2 parties Eau sucrée, 1 partie	45 à 90	315 à 630
2e mois	7	*Id.*	*Id.*	90 à 100	630 à 700
3e —	7	*Id.*	*Id.*	100 à 120	700 à 840
4e —	7	*Id.*	Lait de vache, 3 parties Eau sucrée, 1 partie	100 à 120	700 à 840
5e —	7	*Id.*	Lait pur sucré à 2 0/0	120 à 125	840 à 875
6e au 9e mois	6	*Id.*	*Id.*	150 à 175	900 à 1.050

Le biberon doit être une bouteille surmontée d'une tétine et jamais un biberon à tube. Il sera bouilli avant chaque tétée et ne sera pas rincé à l'eau froide, mais avec l'eau dans laquelle il a bouilli.

L'allaitement au biberon peut donner de bons résultats, à condition d'être surveillé quant aux doses et à la propreté, sinon il expose à de graves accidents dont le plus fréquent est le rachitisme.

On peut combiner l'allaitement au sein avec le biberon. L'allaitement mixte rend ainsi l'allaitement maternel possible quand la mère est séparée de son enfant, pendant la journée, par son travail.

Avant l'âge de trois mois, l'enfant doit prendre au sein maternel la moitié du lait qu'il consomme.

APRÈS LE HUITIÈME MOIS

Jusqu'à l'âge de huit mois, le nourrisson ne doit recevoir que du lait. A partir du huitième mois, on peut remplacer une tétée ou un biberon par une bouillie faite avec la même quantité de lait que l'enfant prenait dans cette tétée et une cuillerée à café d'une farine quelconque. Au bout d'un mois on ajoute une seconde bouillie. Puis on en augmente progressivement l'épaisseur. On peut donner la bouillie sucrée ou salée, la remplacer de temps en temps par une soupe au lait, au tapioca ou à la semoule. Après un an, on ajoute du beurre et on donne un jaune d'œuf de préférence en le mélangeant à une des bouillies.

Les différentes farines à employer sont les farines de céréales, froment, orge, avoine, riz, arow-root.

On s'abstiendra dans la première enfance de donner des mélanges farineux comme la farine lactée, le racahout ou le chocolat qui, coûtant très cher, sont en général indigestes et sont moins nutritifs que les farines simples ou les œufs.

L'œuf entier sera donné seulement au quinzième mois.

La viande au vingtième mois, quand l'enfant possède au moins douze dents.

La purée de pomme de terre peut être donnée vers le quinzième mois.

La purée de haricots et de lentilles vers deux ans.

Pas de fruits crus avant deux ans ; quelques fruits cuits à quinze mois.

Voici des menus recommandés (Marfan) :

ALLAITEMENT ET BOUILLIES

Âge		Régime
9 à 10 mois..		1 bouillie faite avec 200 grammes de lait et 5 grammes de farine.
		5 tétées, ou 5 biberons avec 200 grammes de lait pur sucré à 2 0/0.
10 à 15 mois..		2 bouillies faites avec 250 grammes de lait et 10 grammes de farine.
		4 tétées, ou 4 tasses de lait pur, sucré, de 200 grammes.

SEVRAGE

Âge	Heure / Repas	Régime
15 à 18 mois..		3 tasses de lait de 200 à 250 grammes.
		1 bouillie avec 250 grammes de lait, 1 jaune d'œuf, 15 grammes de farine.
		1 repas fait de : œuf à la coque, ou purée de pommes de terre, ou potage au bouillon et lait ; croûte de pain ou biscuits.
18 à 20 mois..	7 h. 1/2.....	Bouillie ou soupe au lait.
	11 h. 1/2. ...	Œuf ou viande, ou cervelle, ou poisson, 20 grammes.
		Purée de pommes de terre, ou compote de pommes, 30 grammes.
		Pain, 20 grammes.
		Lait, 100 à 150 grammes.
	4 heures.....	Lait, 200 à 250 grammes.
	7 heures.....	Bouillon au lait ou potage au bouillon.
		Lait, 150 grammes.
2 ans........	Petit déjeuner....	Bouillie au lait, biscuit ou pain, 10 grammes.
	Déjeuner....	Œuf, viande, cervelle ou poisson, 25 grammes.
		Purée de pommes de terre, 40 grammes.
		Pain, 40 grammes.
		Lait, 150 grammes.
	Goûter......	Lait, 250 grammes ; biscuit ou pain, 10 grammes.
	Dîner.......	Bouillon au lait ou potage au bouillon, 200 grammes.
		Légumes verts, ou compote de pommes, ou gelée de fruits, 40 grammes.
		Lait, 150 grammes.
		Pain, 10 grammes.
Après 2 ans..		Choisir dans les mets de famille ceux qui sont les plus digestibles.
Après 6 ans..		Un peu de vin ou de bière.

Le sevrage se fera du douzième au quinzième mois, suivant la saison. Car il faut éviter à tout prix de sevrer les nourrissons pendant juin, juillet, août, septembre.

Il sera progressif, mais rapide. Tout d'abord, remplacer les tétées par des bouillies. Quand l'enfant ne prend plus le sein que deux fois, supprimer radicalement en laissant crier l'enfant à son aise.

ALIMENTATION DES ENFANTS ET DES ADOLESCENTS

Après trois ans, la ration alimentaire doit être supérieure à celle de l'adulte, proportionnellement au poids.

Elle comprend en effet :

1° Une ration d'entretien plus forte que chez l'adulte, à cause de la dépense en chaleur plus élevée chez l'enfant ;

2° Une ration d'accroissement ;

3° Une ration de travail faible, mais plus élevée que chez l'adulte sédentaire, car l'enfant prend toujours beaucoup d'exercice.

En France, il semble qu'on donne trop de viande aux enfants.

On interdira rigoureusement la charcuterie et le porc en général, les conserves, les coquillages, les crustacés, le gibier, le poisson salé ou fumé, les choux, la salade crue, les fromages faits, ou à pâte molle.

Le lait doit entrer pour une grande part dans cette alimentation, de même que les légumes secs très cuits et les légumes frais très cuits.

L'eau pure doit être la seule boisson jusqu'à cinq ans au moins. Un enfant ne devrait pas boire de vin avant sept ans. Pas de café, ni thé, ni chocolat, sous aucun prétexte.

Les repas seront très réguliers entre cinq et six ans ; habituer l'enfant à s'asseoir à la table commune et à s'accoutumer aux différents mets. On observera une grande variété dans l'alimentation pour éviter qu'il prenne des habitudes alimentaires, dont il se débarrasserait difficilement dans la suite.

ALIMENTATION DES VIEILLARDS

L'alimentation du vieillard doit être réduite. Il a une vie moins active et des organes excréteurs en moins bon état que l'adulte. Les substances indigestes provoqueraient ici des accidents dangereux. Les repas seront lents, les aliments faciles à mastiquer; les purées, les bouillies nombreuses, en raison de la dentition défectueuse.

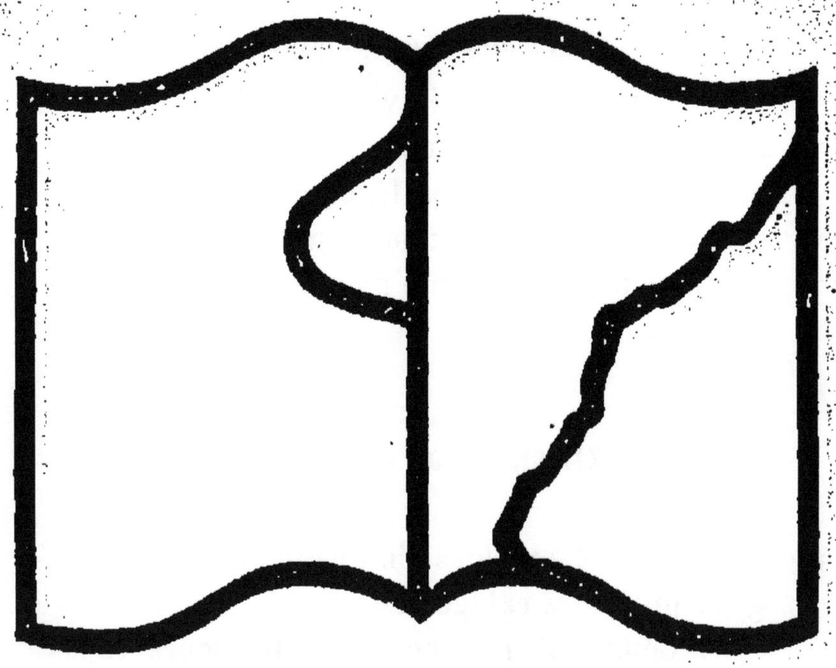

La consommation de viande sera surtout diminuée. Le vieillard n'en mangera pas au repas du soir, qui sera très léger pour permettre le sommeil. Peu de vin ; la quantité d'eau absorbée doit être abondante pour faciliter les éliminations.

ALIMENTATION DES MALADES

Parmi les malades de l'asile, il faut distinguer plusieurs catégories :

a) Ceux qui peuvent prendre leurs repas de façon normale ;

b) Ceux qui, quoique non alités, sont incapables de prendre eux-mêmes leur nourriture ;

c) Les malades alités ;

d) Les malades qui refusent la nourriture.

Pour les malades du premier groupe qui mangent correctement à table, l'infirmier aura seulement à appliquer les règles hygiéniques auxquelles il doit s'astreindre lui-même. Il veillera à ce que les malades soient servis tous ensemble, à ce que la distribution soit juste, à ce que le matériel soit parfaitement propre. Le pain sera donné à discrétion, mais coupé d'avance par portions.

Il maintiendra pendant le repas le bon ordre

et la discipline et mettra fin aux disputes qu s'élèvent souvent à ce moment.

S'il est dans un quartier tranquille où l' couteaux de table sont tolérés, il ne négliger jamais de les compter après chaque repas, car l'oubli de cette précaution peut lui coûter la vie.

Les agités seront aussi soigneusement desservis pour éviter qu'ils conservent en leur possession des objets dangereux.

On peut dire des malades de la seconde catégorie qu'ils ne mangent pas seuls. Ce groupe est composé d'idiots, de déments, de paralytiques généraux, de mélancoliques. Ces malades sont en général groupés dans les infirmeries ou dans les quartiers de gâteux et les infirmiers se répartissent la besogne pour en faire manger chacun un groupe. Il faut leur donner leur nourriture lentement, insister beaucoup chez les mélancoliques et les déprimés ; au contraire, savoir résister au trop vif désir de nourriture chez les vieux déments qui n'ont jamais assez à manger. Mais c'est surtout aux paralytiques généraux qu'il faut veiller. Ils ont en effet une gloutonnerie insatiable et avalent les aliments les plus solides sans les mâcher et par énormes bouchées si l'infirmier n'y prête pas attention.

La paralysie de la langue et des muscles du larynx permet aux aliments qu'ils ingurgitent

6

de faire facilement fausse route et de pénétrer dans les voies respiratoires, provoquant alors la suffocation et l'asphyxie.

Il arrive parfois que l'on trouve à l'autopsie des paralytiques des morceaux de viande, de 10 centimètres de longueur sur 5 d'épaisseur, engagés dans le pharynx, ayant obstrué l'œsophage et le larynx, et déterminé la mort.

Il est bon par conséquent de couper leur viande par petits morceaux.

Le paralytique aime aussi à s'emplir la bouche de pain, qu'il ne peut ensuite rejeter, ni avaler, et qui l'étoufferait à la longue. Par une surveillance continuelle, une lenteur attentive dans la distribution du repas, l'infirmier s'évitera le gros désagrément de la suffocation d'un malade.

Les malades alités seront surveillés comme les précédents.

La température des mets sera autant que possible en rapport avec leur préparation, par exemple la soupe sera chaude.

On leur présentera les mets par petites portions, et non tout le repas en bloc, ce qui les dégoûterait.

Les heures de repas seront parfaitement réglées.

Quant aux boissons, il faut en donner aux

alités aussi souvent qu'ils le désirent, mais pas trop à la fois. Éviter qu'ils boivent trop vite.

La propreté sera rigoureuse : pas de couvertures ou de draps tachés de graisse ou de sirop, ce qui attire les mouches.

On évitera que les malades fassent des provisions sous leur traversin.

Enfin on veillera à ce que les visiteurs n'apportent aucun aliment ou boisson nuisibles au malade.

Certains aliénés refusent de prendre de la nourriture pour des motifs variés : grande agitation, profonde dépression mélancolique, idées délirantes, etc... C'est avec ces malades que doit surtout s'exercer la patience de l'infirmier.

Le médecin, prévenu qu'un malade ne mange pas, prescrit le régime lacté avec lequel on l'alimente quelque temps. Il est très rare qu'en insistant fréquemment, doucement mais énergiquement, auprès d'un malade, on n'arrive pas à lui faire prendre un litre de lait par jour, ce qui peut le soutenir pendant longtemps. Il faut lui présenter le lait par demi-verre, dans une timbale métallique incassable. Si le malade cherche à s'enfuir, le bloquer dans un coin, et lui faire tenir les mains par un collègue; c'est alors qu'en approchant la timbale des lèvres, en les lui mouillant avec le liquide et en insistant, parfois un quart d'heure, on arrive à vaincre sa résistance.

Il faut quelquefois revenir dix fois à la charge avant d'obtenir un résultat. Les procédés violents, tels que de boucher les narines, d'ouvrir la bouche de force, n'ont que peu ou pas du tout de succès; nous le répétons, le meilleur procédé est une insistance et une patience inlassables.

Quelques malades, qui ont une répugnance pour le lait, acceptent l'eau très claire et très fraîche ; leur en donner souvent. Un malade qui boit 1 litre d'eau par jour peut durer une vingtaine de jours. Prise à jeun, l'eau nettoie son organisme, et pendant ce laps de temps le malade élimine les poisons qui ont aggravé son état mental au point de lui faire refuser les aliments. Ce refus coïncide en effet fréquemment avec un embarras gastrique, qui s'améliore au bout de quelques jours par la cure d'eau en même temps que s'éclaircit l'état mental.

Un bon infirmier ne doit jamais avoir dans son quartier de malade qu'on soit obligé d'alimenter à la sonde.

Certains malades qui ne mangent pas en public mangent en cachette. On tolérera cette façon de faire quand, par une longue expérience, il est prouvé qu'on risque le refus de nourriture si on procède autrement. Mais il faut éviter à tout prix que ces malades ou des analogues mangent les détritus des souillardes ou les résidus jetés dans les caisses à ordure. Le seul moyen de les en empêcher consiste à faire disparaître ces restes, aussitôt après le repas.

Si nous insistons là-dessus, c'est que la nécessité de l'alimentation à la sonde chez l'aliéné constitue une des complications les plus graves et les plus dangereuses des maladies mentales.

En effet, le malade qu'on gave ainsi s'habitue à ne plus manger normalement, et d'autrepart l'œsophage, malgré toutes les précautions, supporte mal le passage biquotidien de la sonde, s'éraille et suppure.

Enfin, à force de considérer comme simple et facile cette introduction, on en arrive à négliger l'attention qu'on doit y apporter et, au bout de cinquante ou soixante alimentations irréprochables, on jette, un beau matin, un litre de liquide alimentaire dans le poumon du malade, d'où la mort. Cet accident, qui arrive quelquefois même aux médecins, doit prévenir l'infirmier qu'il ne doit jamais, sous aucun prétexte, ni dans aucun cas, introduire lui-même la sonde œsophagienne.

Aussi ne décrirons-nous pas la technique de ce cathétérisme.

Ce repas se compose de 500 centilitres de lait sucré de quatre à dix morceaux avec ou sans jaunes d'œufs (quatre au plus), de la viande crue pulpée ou 50 grammes de poudre de viande. Le repas ne doit pas dépasser un litre.

Lavements alimentaires. — L'alimentation par le rectum est pratiquée chez certains malades qui ne peuvent être nourris par les voies naturelles lorsqu'une partie du tube digestif se trouve obstruée par une tumeur ou un rétrécissement.

Les lavements alimentaires nourrissent, mais peu, vu l'impossibilité de donner des lavements volumineux ou concentrés. Ils calment cependant la faim des malades et peuvent offrir des ressources, surtout dans les cas d'obstruction passagère du tube digestif. Ils ne doivent être ni irritants, ni trop fréquents. Ils sont composés d'un verre de lait, un ou deux jaunes d'œuf, deux cuillerées à soupe de peptones solides, V de gouttes de laudanum, 0,50 bicarbonate de soude. Il est injecté aussi haut que possible dans le rectum avec une sonde molle en caoutchouc rouge, introduite à 20 centimètres au-dessus de l'anus. Un irrigateur dit *bock* est utilisé dans ce but. Ce lavement se donne lentement avec une pression faible, le sujet étant couché, le bassin élevé par un coussin.

Le lavement alimentaire doit être précédé, à une heure d'intervalle, d'un lavement évacuateur à l'eau pour vider le rectum. On en donnera seulement deux à trois par jour.

RÉGIMES ALIMENTAIRES

Régime carné. — Sous ce nom, on n'entend pas un régime composé exclusivement de viande, mais un régime opposé au régime végétarien et dans lequel la viande entre pour une forte proportion.

Ce régime a ses avantages et ses inconvénients. A dose modérée, la viande est un bon aliment, bien digéré, qu'il est facile de se procurer. C'est un excitant qui peut être utile chez des déprimés ou chez des convalescents. Elle est indispensable dans certaines maladies cachectisantes, comme la tuberculose.

Mais le régime carné ne saurait être exclusif. La viande n'étant pas un aliment complet, il faudrait en ingérer au moins 1.600 grammes par jour pour réparer les pertes de l'économie. A cette dose la viande provoque rapidement des troubles digestifs. Le principal inconvénient du régime carné est qu'il produit trop de déchets, dont l'acide urique. Il s'ensuit que l'abus de la viande mène à la gravelle ou à la goutte. La viande est irritante pour le tube digestif. Elle constipe. On l'accuse de provoquer l'appendicite. Elle est très nuisible chez les gens dont le foie ne fonctionne pas bien. Mais, prise à dose modérée, il n'y a pas de raison sérieuse pour proscrire complètement la viande de l'alimentation.

Régime végétarien. — C'est un régime dans lequel on s'abstient de manger la chair des animaux. Il peut être plus ou moins rigoureux, certains poussant l'exclusivisme jusqu'à s'abstenir de tout produit d'origine animale.

Les inconvénients du végétarisme sont peu nombreux.

Les albumines végétales se digèrent un peu moins vite que les albumines animales. La proportion des matières alimentaires rejetées par les excréments est un peu plus forte quand on ne consomme que des végétaux.

Pour couvrir les dépenses de l'organisme, il faut une grande quantité de matériaux alimentaires végétaux, qui risquent d'encombrer le tube digestif de l'homme, qui n'est pas construit pour être exclusivement herbivore.

Mais il présente d'autre part de sérieux avantages. Il peut à lui seul suffire à l'alimentation. Les albuminoïdes végétaux s'éliminent facilement et ne donnent pas d'acide urique difficile à évacuer.

Il donne lieu dans le tube digestif à beaucoup moins de fermentations anormales et toxiques que la viande.

Il nourrit tout autant que le régime carné. Les aliments féculents et sucrés, tous végétaux, sont incomparables dans la nutrition.

Enfin il possède des avantages économiques remarquables. C'est celui qui permet de se nourrir au plus bas prix, l'albumine de la viande coûtant 8 ou 9 fois plus cher que celle du pain ou des légumineuses.

Est-ce à dire que l'homme doit être exclusivement végétarien ? Non, car une bonne digestion exige de la variété dans la nourriture, et l'homme sain doit rester omnivore en donnant dans sa cuisine la plus grande place aux aliments végétaux.

Régime lacté. — Le régime lacté est le régime du nouveau-né. Chez l'adulte, c'est un régime médicamenteux qui, dans certains cas, offre de grands avantages, mais dont les indications doivent être très étudiées, parce qu'appliqué à tort et à travers il peut devenir très dangereux.

C'est un régime facile à composer parce qu'il apporte à l'organisme tous les principes nécessaires. Ses éléments sont de digestion et d'assimilation faciles.

Il n'encombre pas le tube digestif de déchets trop abondants. Il est diurétique et permet ainsi à l'organisme de se désintoxiquer.

Le lait n'est pas un médicament spécifique ni curateur. C'est ainsi que la déchloruration se pratique mieux avec le régime sans sel qu'avec le régime lacté.

Il a des contre-indications nombreuses. Certaines personnes ne supportent pas le lait, qui les dégoûte et leur donne des fermentations gastriques abondantes.

Dans la diarrhée verte infantile, par exemple, il constitue un véritable poison capable de tuer l'enfant en trois jours.

Le régime lacté est d'ordonnance difficile à régler.

Il faut soigneusement recommander au malade de ne pas prendre le lait comme boisson, en supplément de la ration quotidienne. On doit lui faire comprendre que c'est un véritable aliment qui remplace un autre aliment ; d'autant plus qu'on s'adresse en général à des dyspeptiques déjà suralimentés.

La quantité de lait ne dépassera pas 2 litres ;

3 litres représentent un régime trop riche en albumine ; 2 litres ne contiennent pas assez de graisse ou de sucre. Il sera donc nécessaire de sucrer le lait à environ 40 grammes par litre.

Pour être bien digéré, le prendre à doses fractionnées. Toutes les trois heures, 300 centimètres cubes, froid ou chaud, pur ou aromatisé au goût du malade. On peut le couper avec des eaux bicarbonatées, comme Vichy ou Vals, ce qui le rend supportable chez certains malades.

Après chaque prise de lait, le malade se rincera la bouche avec de l'eau de Vichy ou une solution de bicarbonate de soude, car le séjour d'une petite quantité de lait dans la bouche l'empâte en y provoquant des fermentations désagréables.

En général, le lait produit d'abord de la diarrhée, ensuite la constipation. A la longue l'organisme soumis à ce régime s'affaiblit.

En résumé, le lait qui, à bon escient, est un excellent aliment, peut devenir très dangereux quand il est pris à tort.

DEUXIÈME PARTIE

SYMPTOMATOLOGIE ÉLÉMENTAIRE

Cette partie de l'ouvrage n'a pas la prétention d'apprendre à l'infirmier à reconnaître une maladie par ses symptômes, mais de lui enseigner quels sont les faits qu'il doit voir et qu'il doit signaler quand il les observe. Nous n'avons voulu, ni donner des notions générales de médecine, ni faire de la pathologie; mais seulement indiquer sommairement les symptômes que chacun peut constater autour de soi.

CHAPITRE I

FIÈVRE ET THERMOMÈTRE

La fièvre est un état morbide caractérisé par une élévation de la température normale du corps. On se sert du thermomètre pour apprécier cette température.

Le thermomètre *a maxima* est de préférence employé parce que le degré de température atteint reste marqué pendant la lecture qui en est faite. Après la mensuration, il suffit d'une secousse brusque pour que la colonne de mercure retombe en face de 36° et que l'instrument soit prêt à servir de nouveau.

Le thermomètre médical est composé d'une cuvette à mercure à parois minces, de forme allongée; d'une tige graduée en dixièmes de degré de 30° à 45°.

Le thermomètre doit être juste. Pour s'en rendre compte, le comparer avec un étalon en prenant en même temps la température rectale d'un même sujet avec les deux thermomètres. Il ne reste exact que quelques mois. Les vieux thermomètres seront rejetés.

On prend la température en plaçant le thermomètre dans l'aisselle, dans la bouche ou dans le rectum.

On doit toujours indiquer si on a pris la température, axillaire ou rectale, car il y a près d'un degré de différence entre elles.

Dans l'aisselle. — Le thermomètre sera placé dans le creux de l'aisselle, le fond de la cuvette poussé aussi loin que possible sans faire mal, la tige de l'instrument dirigée parallèlement au bras qu'on applique contre le corps. Il faut assurer le contact intime de la cuvette de l'instrument et des parties molles de l'aisselle. Au bout de dix minutes, on note la hauteur du mercure. Si le creux axillaire est baigné de sueur, on l'essuiera; sans cette précaution, les mensurations ne sont pas exactes.

Dans le rectum. — La cuvette de l'instrument, enduite au préalable de vaseline, sera introduite doucement dans l'anus, jusqu'au renflement de la tige, le malade étant couché sur le côté. Le thermomètre est laissé en place trois minutes.

Ce procédé ne servira que chez des malades tranquilles, la tige pouvant se briser pendant les mouvements brusques ou violents.

Chez les femmes, l'instrument est placé dans le vagin de préférence.

La température est notée sur des feuilles spéciales au moyen de points qu'on réunit par des lignes. On a ainsi la courbe de la fièvre. Ces points sont placés dans la colonne du jour (verticale) matin et soir et sur la ligne horizontale en face de laquelle est inscrite la température qui correspond à celle observée.

La température doit être prise au moins deux fois par jour, le matin à six heures, le soir à six heures. Ces heures en effet correspondent le matin au minimum de la température normale, le soir au maximum.

Il est évident qu'on ne se servira du même thermomètre pour plusieurs malades qu'après l'avoir nettoyé consciencieusement à l'eau froide et essuyé, puis après l'avoir désinfecté par une immersion d'au moins un quart d'heure dans un liquide antiseptique, sublimé ou acide phénique concentré.

Beaucoup de maladies contagieuses peuvent être transmises par des thermomètres à usage commun, malpropres. Cet inconvénient peut se présenter même quand on prend la température axillaire, pour les maladies de peau ou les affections éruptives.

L'homme sain possède une température rectale de 36°,5 le matin, de 37°,5 le soir.

La température axillaire est de 0°,5 moins élevée.

Toute élévation durable de la température constitue un état fébrile. L'expérience a montré qu'une température axillaire de 41°,5, soutenue quelque temps, est mortelle; mais une élévation momentanée, même de 42°, est moins dangereuse.

Il est rare dans la fièvre que la température reste constante. Il y a généralement ce qu'on appelle la rémission matinale, qui est une chute de température de 1° ou plus. Dans les grandes suppurations, cette rémission peut être de 2 ou 3°, la température remontant le soir.

La température peut descendre jusqu'à 35°, au delà la mort survient.

CHAPITRE II

RESPIRATION

La respiration s'effectue par le nez, la trachée et les poumons.

Le **nez** est une protubérance médiane du visage, renfermant deux cavités qui communiquent, en avant, avec l'air extérieur, en arrière avec le pharynx, derrière les amygdales.

Dans le nez s'ouvrent, de chaque côté, des canaux spéciaux, les canaux lacrymaux qui, provenant des orbites des yeux, permettent l'écoulement nasal des larmes, d'où la nécessité de se moucher quand on pleure.

Le nez communique encore avec des cavités creusées dans les os du crâne, dans le front par exemple, mais ne présente pas de relations avec la cavité qui contient le cerveau, ni avec cet organe.

Le nez est le siège d'une affection fréquente, le **coryza** ou rhume de cerveau : congestion de l'organe, sécrétion nasale excessive, picotement, éternuements, larmoiement.

Le coryza peut être accompagné de fièvre et de céphalée. C'est sous l'influence du froid qu'il éclate, et, pendant son évolution qui dure trois jours en général, il faut éviter les refroidissements.

Un coryza négligé peut être la source de maladies graves, comme l'angine, la bronchite, etc.

Quant aux **corps étrangers** que le nez contient fréquemment, boutons, haricots, etc., on ne tentera pas de les extirper soi-même. C'est une opération simple et facile, mais qui doit être faite dans des conditions particulières.

Le **saignement de nez** ou **épistaxis** est fréquent et sans importance en général. Quelquefois il persiste assez pour inquiéter. On placera alors un tampon de ouate hydrophile, imbibé d'eau boriquée ou d'eau oxygénée étendue, de la grosseur d'une noisette, et on comprimera le nez entre les doigts. On préviendra le médecin pendant ce temps, car, le nez communiquant avec le gosier, l'hémorragie peut s'écouler dans la gorge sans qu'on la voie, malgré le tamponnement intérieur.

La partie postérieure des fosses nasales et la partie supérieure du pharynx sont le siège des **végétations adénoïdes.** On les rencontre chez les enfants de six à dix ans; mais il est difficile de les voir. Ce sont des petites masses rouges, framboisées, qui, en se développant, arrivent à obstruer en arrière les fosses nasales. La respiration étant alors entravée, le développement de l'enfant est arrêté. On s'en aperçoit à la modification de la face, qui devient étroite, et du thorax ou poitrine qui se retrécit également.

L'enfant adénoïdien est sujet à des angines graves et compliquées. L'enfant tient la bouche entr'ouverte nuit et jour; il dort la bouche ouverte et ronfle. La toux est fréquente, surtout le soir; le teint est pâle, la voix est modifiée, l'enfant parle du nez. Il peut devenir sourd et de ce fait arriéré.

L'ablation des végétations adénoïdes, de même que celle des amygdales, est une opération bénigne et sans complications, qu'il faut pratiquer sans retard quand on constate leur présence.

Le **larynx** est la partie supérieure de la trachée. C'est à son niveau que le gosier, conduit commun aux aliments et à l'air, se bifurque en trachée, en avant et œsophage en arrière; ce dernier canal réservé au passage des matières alimentaires.

Le larynx est perceptible à l'extérieur du

cou, en avant, par la pomme d'Adam, protubérance cartilagineuse située sous la peau et facile à briser. C'est pourquoi il ne faut jamais saisir personne par le cou, ni exercer de pressions violentes à ce niveau, même pendant un temps très court. Une fracture du larynx, par l'asphyxie qu'elle peut déterminer ensuite, étant extrêmement grave.

L'extinction de voix ou **laryngite** est une affection bénigne qu'il ne faut jamais laisser évoluer longtemps, car elle a une tendance à devenir chronique et inguérissable. Ne pas fumer quand on est enroué.

On désigne sous le nom de *croup* l'envahissement du larynx par les fausses membranes de la diphtérie. Il se montre surtout chez l'enfant.

Il succède la plupart du temps à une angine, c'est-à-dire à une inflammation du gosier ou pharynx. Celle-ci s'est manifestée par l'apparition d'une membrane grisâtre dans la gorge et par un état général grave.

Le croup se traduit par une toux sèche et quinteuse, une voix rauque et étouffée, le rejet de fausses membranes et une dyspnée intermittente d'abord, continue ensuite, qui peut amener la suffocation.

Les deux **poumons** et une partie de la trachée à laquelle ils sont suspendus sont contenus dans la poitrine. La **trachée** est un gros tuyau, maintenu rigide par des anneaux cartilagineux qui peuvent se rompre dans les pressions du cou. Elle se divise en deux grosses bronches également rigides qui se ramifient : à gauche, dans les deux lobes; à droite, dans les trois lobes pulmonaires.

Les poumons et le cœur sont contenus dans le thorax, ou poitrine, composé des deux clavicules, en haut, du sternum, en avant et, sur les côtés, des côtes reliées en arrière par la colonne vertébrale.

Le **thorax,** généralement formé de deux moitiés symétriques, peut être de forme asymétrique à la suite de certaines maladies : la pleurésie, le rachitisme, etc. A l'état normal, il est en mouvement chaque fois que l'on respire. On constate alors que les côtes s'élèvent dans l'inspiration et qu'elles s'abaissent dans l'expiration.

L'immobilité d'un des côtés du thorax dénonce un épanchement de liquide dans la cavité qui s'étend autour du poumon, dans la plèvre.

L'homme respire seize fois par minute environ. La respiration peut être ralentie ou accélérée ; quand la respiration est fortement modifiée, on a de la **dyspnée.** Le malade semble alors ne pas pouvoir respirer et paraît lutter pour faire entrer de l'air dans son poumon.

La dyspnée peut survenir dans les affections pulmonaires ou dans les maladies de cœur, parce que celles-ci déterminent un ralentissement de la circulation sanguine dans le poumon, et dans certains empoisonnements.

La douleur est un phénomène fréquent dans les affections des voies respiratoires. On appelle ces douleurs thoraciques **points de côté.** Le point de côté vrai, en rapport avec une lésion pulmonaire, est une douleur vive localisée en un des points de la poitrine, exagérée à l'occasion de chaque mouvement respiratoire ou de la toux. Le côté douloureux s'immobilise afin de supprimer la douleur.

Le rhumatisme ou la névralgie intercostale peut simuler un point de côté.

Les points de côté les plus fréquents sont ceux qui marquent le début de la pneumonie ou de la pleurésie.

Ils siègent alors du côté malade.

La **toux** est due à l'irritation de la paroi intérieure de la trachée et des bronches.

La toux est une expulsion violente d'air destinée à chasser les corps étrangers qui gênent les bronches. Elle peut être sèche ou grasse, c'est-à-dire accompagnée de l'expectoration de crachats. Elle peut être rare ou fréquente, quinteuse, comme dans la coqueluche. Dans cette dernière affection, elle présente un phénomène spécial, la reprise de la respiration ou chant du coq.

La toux augmente, en général, la nuit.

Lorsqu'un individu tousse, il est bon qu'il évite les variations brusques de température et se couvre de vêtements chauds sans exagération.

La toux peut n'être que le signe d'une irritation passagère de la gorge, mais dans ce cas elle ne se prolonge pas plus de quelques jours. Elle doit toujours être combattue, car beaucoup de maladies graves, tuberculose, bronchite, etc., seraient enrayées facilement si le malade avait demandé conseil au début, quand il n'avait encore qu'un rhume.

Quelle que soit la cause de la toux, on peut et on doit en diminuer la fréquence par la volonté. Lorsque la démangeaison spéciale de la gorge survient, on devra toujours résister à celle-ci et ne tousser qu'à la dernière extrémité. La toux ne soulage pas le poumon, au contraire, elle en entretient l'irritation. Elle n'est utile que lorsqu'elle est suivie d'expectoration. On arrivera par cette discipline à permettre au poumon de se reposer.

Les **crachats** sont rejetés par l'expectoration.

Ils sont constitués par tout ce qui est renvoyé en dehors des voies respiratoires par la toux (corps étrangers, mucosités, sang). Leurs caractères doivent être soigneusement observés pour les décrire au médecin. Il faut autant que possible faire rendre au malade dans des crachoirs les crachats qui baigneront dans une solution antiseptique, à moins de recommandations particulières. Les crachoirs seront vidés dans les cabinets, puis soigneusement lavés et bouillis. Cracher dans des linges constitue une malpropreté dangereuse.

La masse de l'expectoration est très variable. Elle peut remplir un verre et être rendue en une seule fois comme un vomissement, d'où son nom de **vomique.**

Les crachats peuvent être tout petits comme des gouttelettes. L'enfant et certains aliénés ne crachent pas, ils avalent leurs crachats qu'on est quelquefois obligé de leur faire rejeter de l'estomac par un vomitif.

Ils peuvent être arrondis, collants au crachoir ou, au contraire, aérés, écumeux ou très liquides.

Leur couleur est variable : blanche, grise, verte, rouillée. Le rouge indique la présence du sang. La couleur rouillée est le signe de la pneumonie.

L'odeur est en général peu marquée; elle peut être fétide dans certaines affections toujours graves, comme la gangrène pulmonaire.

Les crachats peuvent contenir différents corps solides, des moules fibrineux sous la forme de petites racines ou de vermicelle, ou des fausses membranes grisâtres, dans le croup.

Les crachements de sang, ou **hémoptysies,** se présentent dans plusieurs maladies, dont la plus fréquente est la tuberculose pulmonaire. Il faut bien remarquer si le sang est simplement mêlé aux crachats ou si le crachat entier est rouge. D'autres fois, ce crachement de sang a presque les allures d'un vomissement. Il faut bien se rendre compte si l'arrivée du sang s'est faite ou non à la suite de la toux.

Lorsqu'on se trouve en présence d'une hémoptysie, il faut ne pas effrayer le malade : on le fait asseoir ou coucher, on le maintient immobile et absolument silencieux. On appliquera des sinapismes aux jambes ou dans le dos et on fera sucer des petits fragments de glace, si on en a. Le malade, quelquefois très altéré, boira très froid et par petites quantités.

CHAPITRE III

CIRCULATION

Appareil circulatoire. — Le sang est un liquide nourricier qui circule dans le corps. Il est mis en mouvement par le cœur, poche contractile qui le lance dans les artères et dans les vaisseaux capillaires où il nourrit les organes, d'où les veines le ramènent au cœur.

Le **cœur** pousse alors ce sang impropre à la nutrition, ce sang veineux, dans les poumons où il se revivifie au contact de l'air; il revient alors au cœur pour être de nouveau lancé dans la circulation générale comme sang artériel.

Le cœur est situé en avant de la poitrine entre les deux poumons et légèrement à gauche. Il est comme suspendu par sa base aux gros vaisseaux sanguins, artère aorte, veines caves, veines et artères pulmonaires.

Le cœur est divisé en quatre cavités : deux oreillettes en haut; deux ventricules en bas.

Les oreillettes ne communiquent pas entre elles, non plus que les ventricules; mais l'oreillette gauche communique avec le ventricule gauche et l'oreillette droite avec le ventricule droit. Cette communication a lieu par un système de valvules ou clapets analogues aux clapets d'une pompe, qui ne permettent le passage du sang que dans un sens déterminé, se refermant, s'il y a refoulement du sang en sens contraire.

Les embouchures des vaisseaux dans le cœur sont également munies de valvules analogues. Si ces orifices sont rétrécis, le sang circule difficilement. S'ils sont trop grands, il y a insuffisance et le sang circule également trop lentement, pouvant être refoulé d'une cavité dans l'autre, contrairement à son cours normal.

Le cœur est recouvert par le péricarde. Étant relativement libre, sauf à sa base, il est donc susceptible de certains déplacements.

On se rend compte grossièrement de ce déplacement par le déplacement du choc de la pointe.

Ce choc est ce qu'on appelle **battement du cœur**. Quand on inspecte la région précordiale chez un individu sain, on voit, dans un point situé au niveau du cinquième espace intercostal, c'est-à-dire au-dessous du mamelon gauche, un soulèvement qui répond au choc de la pointe du cœur. Si on palpe ce point, le doigt se sent frappé par ce choc qui correspond au pouls artériel. Ce choc se perçoit sur une étendue d'environ 2 centimètres. Il peut se déplacer avec l'âge. Les mouvements respiratoires étendus, la présence de tumeurs ou de liquides (pleurésie) repoussent le cœur.

Chez l'enfant, le cœur bat dans le quatrième espace, chez le vieillard on le trouve au sixième. Dans les grandes inspirations la pointe s'abaisse. Dans les pleurésies gauches, on peut ne plus sentir le choc de la pointe ou le percevoir vers le mamelon droit.

Chez la femme, il faut relever le sein pour constater le battement du cœur. Il est bon d'apprendre à palper le choc de la pointe, car c'est ainsi qu'on peut se rendre compte si le cœur ne bat plus. Quelquefois, dans la syncope, le pouls n'est plus perceptible que le choc de la pointe l'est encore.

Il faudrait même que l'infirmier apprenne à entendre battre le cœur en appliquant l'oreille sur la poitrine à gauche, un peu au-dessus et en dedans du mamelon.

On entend alors deux bruits se reproduisant à intervalles réguliers, mais inégaux. On appelle premier bruit celui qui coïncide avec le battement du pouls.

De même que le cœur peut être déplacé, ses battements peuvent être modifiés dans leur nombre. Ils peuvent devenir plus fréquents. Le cœur bat environ 72 fois à la minute, mais il n'est pas rare dans les fièvres de constater 100 pulsations ou dans les syncopes 40 à 30 battements.

On désigne sous le nom de **palpitations** une série de battements, fréquents, inégaux et irréguliers, qui sont sensibles pour le malade lui-même et l'incommodent.

Le cœur, fonctionnant mal, peut être la cause de ces palpitations; mais le plus souvent elles sont dues à un effort, à un état nerveux, à un abus de café ou de tabac.

Il est impossible à un profane de se rendre compte de l'intégrité plus ou moins parfaite du cœur. La seule constatation utile réside dans l'appréciation de l'existence des battements cardiaques, qui indiquent la persistance de la vie; de leur nombre et de leur force.

On peut faire facilement aussi cette constatation en tâtant le **pouls** des malades. L'examen du pouls est en même temps le mode d'exploration des artères.

L'ondée sanguine lancée par le cœur soulève en effet la paroi artérielle et le doigt perçoit ce soulèvement. Il faut s'adresser pour cela seulement à certaines artères qui reposent sur un fond résistant et qui ne sont recouvertes que par la peau.

La situation superficielle de l'artère radiale au poignet la fait choisir en général.

Pour tâter le pouls, on applique la pulpe des extrémités du médius et de l'index fléchis le long de la radiale, le pouce appuyé sur la face dorsale du poignet, en exerçant une légère pression.

A l'état normal, on compte environ 72 pulsations à la minute; mais fréquentes sont les variations. Chez les nouveau-nés, on compte 140 pulsations par minute. Le pouls varie en général comme la température du corps, il est plus fréquent le soir que le matin; il s'accélère après les repas, après l'exercice, pendant les émotions.

Dans la fièvre, l'accélération du pouls est en général en rapport avec l'intensité fébrile; mais certaines fièvres, comme la typhoïde, échappent à cette règle. Sauf chez les enfants, un pouls de 150 pulsations indique un état presque désespéré.

Le pouls devient lent dans certaines maladies comme l'ictère (40) et chez certains épileptiques.

Le pouls doit être régulier dans son rythme et égal dans sa force.

Le pouls peut être intermittent, fort ou plein ou petit. L'amplitude ou force de la pulsation est proportionnelle à la quantité de sang lancé dans l'artère. Aussi un pouls petit indique une faible quantité de sang (hémorragie) ou un obstacle sur son parcours (rétrécissement). Il peut manquer complètement dans une des deux radiales ou n'être pas semblable des deux côtés comme dans certains anévrismes.

Dans la syncope, le pouls n'est plus perceptible.

La **syncope** est la cessation momentanée des fonctions du cerveau, privé de sang par l'arrêt du cœur. On l'appelle communément évanouissement. Elle a lieu plus ou moins subitement. La face pâlit, le cœur s'arrête, ainsi que la respiration, le sujet perd connaissance et devient insensible. Souvent la syncope est annoncée par des bourdonnements d'oreilles, un sentiment de faiblesse, des sueurs, un affaiblissement de la vue.

La syncope dure habituellement quelques minutes. Si elle se continue plus longtemps, elle peut déterminer la mort.

En présence d'une syncope chez un sujet robuste et bien nourri, on pensera à une affection cardiaque ou vasculaire.

En cas de syncope, en attendant le médecin,

il faut allonger le sujet horizontalement sur le sol, desserrer les vêtements, ouvrir les fenêtres, et éviter qu'il y ait plus de deux ou trois personnes dans la pièce. On flagelle la figure avec une serviette mouillée, on fait des frictions avec de l'alcool ou du vinaigre ; enfin on fait respirer de l'éther, de l'ammoniaque ou des sels.

Dans les cas prolongés, ne pas hésiter à pratiquer la respiration artificielle ou les tractions de la langue.

La palpation de l'artère radiale donne une notion importante, celle de la plus ou moins grande souplesse des artères. Quand les parois des artères sont durcies, le doigt peut sentir le vaisseau comme un cordon dur, comme un tuyau de pipe.

L'**artériosclérose,** dont les accidents les plus fréquents sont l'apoplexie ou l'hémorragie cérébrale, s'observe surtout chez les alcooliques et les gros mangeurs de viande. Ces malades devront écarter les viandes de leur régime, s'abstenir d'alcool, de tabac et éviter les émotions.

Les veines peuvent également présenter des troubles facilement perceptibles. Les plus fréquents sont les **varices.** Elles sont constituées par la dilatation des veines. Elles s'observent surtout à la partie interne de la jambe et de la cuisse. Au scrotum, elles prennent le nom de **varicocèle.**

Elles forment de gros cordons veineux bleuâtres ou bruns, sinueux, et les membres variqueux sont gonflés. En même temps ils donnent au malade une sensation de pesanteur et deviennent douloureux le soir.

Le traitement des varices est simple. Il suffit d'appliquer un bas élastique ou le crêpe Velpeau.

Le variqueux doit éviter tout choc sur ses varices, ou tout grattage, sous peine de provoquer un ulcère variqueux.

L'**ulcère variqueux** est une plaie superficielle qui se forme sur la peau des membres variqueux. La cicatrisation de l'ulcère est extrêmement longue et nécessite le repos absolu.

Les **phlébites** sont des inflammations des veines, particulièrement fréquentes, à la moindre contusion, dans les veines variqueuses ; les veines du membre deviennent dures, très douloureuses. Le membre enfle, devient impotent.

Il faut s'abstenir de frictions sur les veines variqueuses ou dans les phlébites, car il peut se détacher de leur paroi en mauvais état des caillots susceptibles de former une embolie et d'amener la mort subite.

Lorsqu'une artère ou une grosse veine se

trouve ouverte, il y a **hémorragie.** L'écoulement du sang peut se faire au dehors dans le cas de plaie ou au dedans quand l'artère se trouve rompue dans l'intérieur du ventre ou du poumon, par exemple L'hémorragie artérielle externe se produit en jets et s'arrête rarement d'elle-même.

L'hémorragie veineuse produit un écoulement sanguin plus lent, mais qui peut être dangereux s'il se prolonge.

L'hémorragie interne se reconnaît à la pâleur du sujet, qui ne tarde pas à tomber en syncope : à son pouls qui est petit et très accéléré (100 ou 120 pulsations) ; à la soif qui est ardente. On ne doit jamais attendre que le pouls ait dépassé 100 pulsations pour faire intervenir le médecin quand on soupçonne une hémorragie interne, notamment dans les hémorragies utérines.

On appelle **œdème** ou vulgairement enflure un état particulier de la peau et des parties sous-cutanées, qui deviennent blanches, pâles, gonflées, empâtées. Les saillies et les dépressions se nivellent. Si on enfonce le doigt dans une telle peau, son empreinte persiste longtemps. C'est le godet œdémateux.

L'œdème est produit en général par le ralentissement de la circulation. Il survient dans les maladies de cœur, dans les affections du foie, etc.

L'anémie est une maladie du sang qui se manifeste par un teint blanc verdâtre, de la pâleur des muqueuses de l'œil, des lèvres, des gencives. Les règles chez la femme sont presque supprimées, l'appétit est nul ; on constate de l'essoufflement au moindre effort et des palpitations.

L'anémie est un état morbide dangereux, parce qu'elle ouvre la porte à toutes les infections, dont la tuberculose pulmonaire.

CHAPITRE IV

DIGESTION

L'appareil digestif se compose d'un tube et de glandes annexes. Le tube, que parcourent les aliments, comprend la bouche, le pharynx ou gosier, l'œsophage, l'estomac, les intestins, le rectum, l'anus. Les glandes annexes, qui fournissent les sucs digestifs, sont les glandes salivaires, le foie, et le pancréas.

La bouche avec les dents broie et enduit les aliments de salive. Le bol alimentaire est saisi par le pharynx et poussé à travers l'œsophage dans l'estomac. Là il est trituré par les mouvements de l'estomac et liquéfié en partie par le suc gastrique dont la pepsine est le principal élément. Les matières albuminoïdes sont transformées en peptones. Après trois heures de séjour environ, les aliments passent dans le petit intestin où ils sont transformés en chyme; les matières grasses y sont émulsionnées, c'est-à-dire divisées en gouttelettes très fines; les féculents y sont transformés en sucre par le suc pancréatique. La bile et le suc intestinal interviennent également et le chyme devient chyle qui est absorbé par les villosités intestinales et convoyé par des vaisseaux spéciaux ou chylifères qui l'amènent dans les veines.

Les résidus sont évacués en matières fécales par l'anus.

Nous allons voir quels sont les symptômes morbides que l'infirmier peut constater lui-même dans ces différents organes.

La **bouche** doit être examinée fréquemment chez les malades. Elle peut être le siège d'ulcérations de toutes sortes, surtout chez les syphilitiques soumis au traitement mercuriel.

La carie dentaire, qui s'annonce par l'apparition d'un point noir persistant sur la dent, doit être très surveillée. Quand on l'a soignée lors de son apparition, on peut encore conserver la dent malade et s'en servir pendant longtemps. Si on la laisse évoluer, elle détermine des névralgies extrêmement intenses et tenaces. Il faut alors extirper la dent, car les voisines peuvent s'infecter.

La mâchoire est également le siège d'accidents dus à l'apparition de la dent de sagesse ; ils surviennent de seize à vingt ans et s'annoncent par une fluxion dans le fond de la bouche te latéralement. Ils peuvent provoquer la fièvre et l'impossibilité d'ouvrir la bouche et de s'alimenter.

Fréquents sont aussi les **abcès dentaires,** appelés ordinairement fluxions, qui apparaissent comme de petites tumeurs rouges d'abord, blanches ensuite, siégeant sur les gencives, très douloureuses et qui indiquent un mauvais état de la dentition et la nécessité de recourir au dentiste, car les dents sont précieuses à conserver.

Il est très important de signaler au médecin l'état de la dentition quand on commence un traitement mercuriel.

La **langue** est un organe important à examiner, par suite des renseignements qu'il peut fournir au médecin.

Son volume peut être accru ou diminué ; sa couleur modifiée. Elle peut être plus ou moins rouge ou plus ou moins recouverte d'enduits divers : on dit couramment que la langue est le miroir de l'estomac. Ces enduits sont blanchâtres ou jaunâtres ; ils peuvent être parfois noirs. Ils décèlent un état d'embarras gastrique plus ou moins intense; on dit alors que la langue est **saburrale.**

Le **muguet** est un enduit parasitaire dû au développement d'un petit champignon qui apparaît dans les états graves, surtout chez les vieillards ou les enfants. La langue est blanche, couverte d'une couche crémeuse, répartie par plaques, entre lesquelles la muqueuse paraît rouge vif et sèche. Le muguet est d'un traitement facile au début. De simples lavages à l'eau de Vichy le font disparaître.

La langue est humide, ou sèche comme dans beaucoup de fièvres. Quand elle redevient humide dans une fièvre, elle indique en général une amélioration.

La langue est le siège fréquent d'ulcérations plus ou moins étendues, dont les plus importantes sont le cancer, qui s'accompagne de douleurs très violentes ; les ulcérations tuberculeuses et surtout les ulcérations syphilitiques : chancres ou plaques muqueuses. Ces dernières apparaissent comme des surfaces ulcérées, à fond grisâtre, à peine creuses et même parfois à fond plutôt surélevé. Il en existe en même temps, dans toute la bouche et la gorge, principalement aux parties qui subissent des frottements. Ces plaques muqueuses sont très contagieuses et communiquent la syphilis.

Ce sont ces différentes ulcérations et l'état saburral de la langue, indice de lésions gastriques, qui rendent en général l'haleine fétide.

La langue peut présenter aussi certaines cicatrices ou certaines plaies récentes.

Les **cicatrices** sont des lignes blanches ou des dépressions siégeant sur les bords. Les plaies sont dues généralement aux morsures que se fait l'épileptique pendant ses attaques. Elles peuvent ainsi faire penser à l'épilepsie.

Enfin la langue est quelquefois déviée de la ligne médiane, soit à gauche, soit à droite. Cette **déviation** est l'indice d'une attaque apoplectique plus ou moins récente; elle est due à la paralysie de la moitié de l'organe et correspond à une hémiplégie ou paralysie plus ou moins complète d'une moitié du corps.

On entend par **gorge ou gosier** l'ensemble de l'arrière-bouche, palais, amygdales, pharynx. Sur un sujet ouvrant largement la bouche, si on abaisse la langue avec le manche d'une cuillère on voit, au milieu, la luette; de chaque côté les deux piliers du voile du palais et les deux amygdales, grosses glandes rougeâtres.

Toute cette région s'enflamme très facilement.

Elle devient alors très rouge, les amygdales grossissent rapidement. Le malade souffre pour avaler. L'infirmier, dans ces cas, doit aussitôt prendre la température.

Si elle est élevée, il en rendra compte au médecin, car il y aurait à craindre une **angine**. Toutes les angines, dont la plus redoutable est l'angine diphtérique qui provoque le croup, demandent un traitement rapide pour ne pas entraîner de graves complications.

L'estomac est un organe profondément situé. L'infirmier ne pourra donc pas apprécier son volume.

Il pourra cependant se rendre compte que cet organe est malade, s'il constate la douleur gastrique ou **gastralgie,** toujours localisée au creux épigastrique (creux de l'estomac), et les vomissements.

Le **vomissement** est le rejet brusque, avec effort, par la bouche, des matières quelles qu'elles soient, contenues dans l'estomac.

On peut vomir des matières alimentaires, des liquides et des mucosités ou du sang provenant d'une hémorragie de l'estomac.

Le vomissement alimentaire est très fréquent chez les femmes enceintes, dans la coqueluche, dans la tuberculose pulmonaire ; il suit les quintes de toux.

Le vomissement peut rejeter des glaires ou de la bile. C'est alors la **pituite ;** il se produit le matin, surtout chez les alcooliques, et indique l'existence d'une gastrite chronique.

Hématémèses. — C'est le vomissement de sang ; il doit être distingué de l'hémoptysie, qui expectore du sang provenant du poumon. Le sang de l'hémoptysie est rendu en toussant. Il est rouge, écumeux, aéré. Le malade suffoque et a de la difficulté à respirer.

Dans l'hématémèse, il n'y a pas de toux. Le sang est plus ou moins rouge foncé, quelquefois noir, légèrement caillé, non spumeux, et mélangé à des débris d'aliments.

Les vomissements biliaires noirâtres peuvent quelquefois simuler une hématémèse. Le sang peut provenir du nez, du pharynx ou de l'œsophage. Mais, dans la plupart des cas, il provient de l'estomac dont il décèle un ulcère ou un cancer.

La seule conduite à tenir en face d'un vomissement de sang est de coucher le malade, de ne rien lui donner à boire ni à manger et de le mettre au repos absolu. Si on a de la glace sous la main, on lui en fait sucer quelques petits morceaux.

L'intestin, qui occupe une grande partie de l'abdomen, présente à considérer des douleurs qui lui sont spéciales : les **coliques.** Faibles, elles sont fréquentes et banales ; mais, quand elles sont intenses, elles indiquent toujours un fait pathologique grave pour lequel l'intervention médicale s'impose d'urgence. Les coliques les plus violentes sont dues à l'occlusion intestinale dont la cause ordinaire est la hernie étranglée. En présence d'une colique, l'infirmier s'assurera toujours que le malade n'a pas de hernie.

La **hernie** se montre sous la forme d'une grosseur anormale, placée sous le scrotum, sous la peau qui entoure le testicule, ou à la partie supérieure de la cuisse. Chez la femme, elle constitue une tumeur qu'on trouve dans le haut du pli situé entre la cuisse et la grande lèvre de la vulve.

A partir du moment où on soupçonne l'occlusion intestinale, il faut observer si le malade évacue des matières fécales et conserver autant que possible ces matières jusqu'à l'arrivée du médecin.

Les **matières fécales** sont expulsées sous la forme liquide ou très solide. Dans le premier cas, il y a diarrhée, dans le second cas constipation. Constipé, le malade n'évacue ses matières qu'une ou deux fois par semaine; atteint de diarrhée, il a chaque jour des selles fréquentes. L'infirmier doit alors compter les selles et conserver les matières fécales pour l'examen médical. Ces matières peuvent fournir de précieux renseignements. Elles peuvent être noires et contenir du sang provenant d'hémorragies intestinales ; des glaires, des débris d'intestin (entérite membraneuse), du sable (entérite subleuse), des débris alimentaires (selles lientériques).

Leur couleur subit parfois des modifications: jaune (jus de melon) ou verte. La **diarrhée verte** se rencontre chez les enfants en été. Elle indique un état très grave de l'intestin dû à la mauvaise digestion du lait. Quand on la constatera, on supprimera immédiatement toute alimentation et surtout le lait. On mettra l'enfant à la diète complète en ne lui donnant à boire que de l'eau bouillie, par petites quantités. Les parents ne doivent pas s'effrayer de cette diète absolue que l'enfant peut supporter sans inconvénient, pendant au moins quatre ou cinq jours.

L'intestin renferme fréquemment des **parasites** qui, expulsés, se retrouvent mélangés aux excréments et qu'il est bon de savoir reconnaître.

Le plus dangereux est le ver solitaire ou **ténia,** dont le germe se développe dans la viande de porc ou de bœuf qu'on ne doit, par conséquent, pas manger crue.

Le ténia apparaît dans les matières comme un ruban plus ou moins long, divisé en anneaux dont les plus grands ne dépassent pas 1 centimètre. Il est blanc grisâtre et sa coloration tranche sur celle des matières fécales.

Lorsqu'on a constaté la présence de ces anneaux, on les désinfecte soigneusement en les mélangeant à de la chaux vive ou à une solution antiseptique forte. Demander ensuite un vermifuge au médecin. Ces médicaments sont assez dangereux et ne peuvent être employés sans conseil.

Le vermifuge absorbé, le malade fera ses déjections dans un vase plein d'eau tiède, de façon que, le ver, étant soutenu par l'eau, ne se rompe pas en restant suspendu. Il faut, en effet, que la tête soit évacuée, car elle seule suffit à reformer le ver. On la recherchera dans la partie la plus mince du ver. Elle a la forme d'une petite massue, d'un petit renflement porté par un col étroit.

Les **lombrics** sont des vers ronds analogues aux vers de terre, mais blanc rosé.

Les **oxyures** sont de tout petits vers blancs de 1 centimètre de longueur, très fréquents chez les enfants, dans les matières desquels on les retrouve en grand nombre. Ils déterminent pendant la nuit autour de l'anus de vives démangeaisons. L'enfant se gratte, se frotte ensuite les yeux ou la figure et provoque ainsi l'apparition de l'impétigo ou gourme. Le corps de l'oxyure sécrète, en effet, une humeur très irritante pour la peau ou les yeux.

Ces parasites peuvent provoquer de graves accidents, comme l'appendicite.

Hémorroïdes. — Ce sont de petites tumeurs rouges ou violacées, plus ou moins grosses, qui sortent de l'anus et peuvent constituer à son pourtour un véritable bourrelet.

Les hémorroïdes sont le siège de poussées congestives fréquentes, d'où douleur vive à la défécation et hémorragie en général peu abondante.

Le premier soin à prendre réside dans la propreté absolue de la région. On fera des lavages à l'eau chaude après chaque selle et on se trouvera bien de prendre des bains de siège chauds.

Le **foie** est une glande volumineuse, placée dans le flanc droit sous les côtes les plus basses. Il recouvre une partie de l'estomac et une partie de l'intestin.

Son volume ne peut pas être apprécié par une main autre que la main du médecin ; mais on peut facilement constater que le foie est malade quand on remarque que la bile qu'il sécrète passe dans le sang et colore le blanc des yeux ou la peau en jaune (jaunisse, ictère) ou bien quand il se manifeste une douleur bien spéciale, la **colique hépatique.** Le plus souvent, elle signale la présence de calculs dans le foie ou dans ses canaux biliaires. La douleur est très vive, siège dans le flanc droit en remontant vers l'épaule. Elle s'accompagne de vomissements et peut aller jusqu'à la syncope.

Dans les cas de jaunisse ou de colique hépatique, il faut conserver les urines et les selles.

Dans la **jaunisse**, les urines sont foncées, couleur acajou ou verdâtres. Les selles sont sèches, blanc grisâtre, comme du mastic de vitrier.

Dans la colique hépatique, les urines sont en général supprimées pendant la crise, puis après elles redeviennent claires et abondantes.

Dans les selles, on retrouve fréquemment les calculs ou pierres qui ont causé la colique.

Abdomen. — L'abdomen ou ventre est la partie antérieure du corps située au-dessous du thorax, au-dessous des côtes les plus basses, au dessus du pubis. On y remarque au centre l'ombilic, cicatrice congénitale qui peut être le siège de tumeurs ou de hernies.

Chez l'enfant, le ventre est naturellement gros, de même que chez l'obèse ou chez la femme. Celle qui a eu des enfants le conserve un peu flasque et ridé ; on remarque alors la présence de lignes blanchâtres ou vergetures. Un corset trop serré ou mal fait abaisse le ventre et peut le déformer.

Le ventre est normalement lisse, arrondi régulièrement. Quand on y observe des saillies irrégulières, il faut penser à l'existence d'une tumeur.

Sa grosseur anormale peut être due à l'état de grossesse ou à l'obésité, ou à des tumeurs profondes. Il peut s'agir également de tympanisme, c'est-à-dire que l'intestin est dilaté par du gaz. Si on frappe légèrement sur la paroi, on constate alors que le ventre est sonore.

L'œdème est une enflure de la paroi abdominale; on le décèle en appuyant le doigt sur la peau [illegible] conserve alors la trace, sous la forme d'une petite dépression.

L'ascite indique la présence anormale d'un liquide dans le ventre entre les anses intestinales. La cicatrice ombilicale est alors sortie et fait saillie au lieu de se présenter comme une excavation. Le ventre est élargi. Percuté, il rend un son mat.

L'ascite peut s'accompagner de la présence sur la peau de l'abdomen d'un riche réseau de veines dilatées, grosses comme une plume d'oie semblant toutes partir de l'ombilic.

Le ventre peut être diminué de volume chez les amaigris; il peut être profondément déprimé.

CHAPITRE V

ORGANES GÉNITO-URINAIRES

Les principes de l'urine, l'urée entre autres et l'acide urique, sont fabriqués par le foie; mais c'est le rein qui est l'organe chargé de les excréter, de les faire passer à l'extérieur du corps, par l'intermédiaire de la vessie.

Les **reins,** au nombre de deux, sont placés l'un à droite, l'autre à gauche. Ils ont la forme d'un haricot et portent en boucherie le nom de rognons. Situés très profondément, ils ne sont perceptibles qu'à une main très exercée; leur mauvais état se décèle par un symptôme douloureux, la colique néphrétique, et par la modification de l'urine.

Les altérations de l'urine prouvent ainsi, suivant leur forme, le mauvais fonctionnement de deux organes: le foie et le rein.

La **colique néphrétique** est due à la présence dans le rein ou dans les canaux excréteurs (uretères) de calculs.

Elle débute brusquement par une pesanteur dans le bas du dos, des envies d'uriner et quelquefois des douleurs dans les testicules.

Presque aussitôt la douleur devient intolérable. Elle siège aux lombes, c'est-à-dire à la portion moyenne du dos. De là, elle s'irradie au fondement, à la verge, au testicule. Le malade est pâle, couvert de sueurs, il vomit parfois et peut avoir des syncopes. Il n'urine pas pendant la crise.

Après la crise, il pisse quelquefois du sang et des graviers; mais le plus souvent des urines claires et abondantes; très peu de sable ou un petit calcul.

Comme on le voit, la colique néphrétique rappelle la colique hépatique.

URINES

Le rein est un organe destiné à épurer le sang en laissant filtrer certains déchets de la vie organique qui sont des produits usés, devenus des poisons. C'est un filtre qui choisit ce qu'il laisse passer. Une perméabilité normale du rein est une condition de bonne santé; l'inverse aboutit rapidement à des maladies graves. Ces maladies se décèlent au début par les modifications que subit l'urine. D'autre part, beaucoup d'autres maladies, surtout les fièvres, mettent dans la circulation des poisons que le rein doit éliminer. C'est pourquoi l'analyse de l'urine est si recommandable.

Enfin cet examen permet de se rendre compte de l'état de la vessie.

Les urines doivent être recueillies *pendant vingt-quatre heures*. Ce n'est que sur la quantité fournie dans ce laps de temps qu'on peut faire des constatations médicales intéressantes.

Pour cela on choisira une heure, soit huit heures du matin; à cette heure, on fera uriner le malade, sans recueillir cette urine. A partir de ce moment on recueillera toutes les urines dans un bocal de 2 litres. Le lendemain, à huit heures, on fera uriner une dernière fois le malade dans le bocal. On a ainsi les urines de vingt-quatre heures.

On conservera alors toutes les urines de vingt-quatre heures en vingt-quatre heures, sans rejeter le produit de la miction de huit heures, comme lors de la première récolte.

A l'état normal, la quantité des urines varie avec les boissons ingérées et l'activité de la transpiration; cependant la moyenne est de 1 litre et demi. L'augmentation pathologique (diabète) peut aller jusqu'à 10 litres, la diminution peut abaisser la quantité totale d'urine à un quart de litre.

L'urine normale est plus ou moins jaune, presque noire parfois. Toute urine foncée doit faire craindre un état fébrile. Le rouge éveille l'idée du sang (hématurie). Le vert ou brun est le signe de la présence de la bile dans l'urine.

L'odeur est variable suivant les aliments, particulièrement forte après l'absorption d'asperges.

L'urine normale contient l'urée, l'acide urique ou hippurique, le chlorure de sodium, des phosphates et carbonates de chaux ou de soude.

L'urine anormale contient de l'albumine, du sang, du sucre, de la bile, du pus.

L'infirmier doit pouvoir reconnaître ces produits par des procédés chimiques simples, qui seront mis à sa disposition.

Albumine. — L'albuminurie est un symptôme pathologique d'une haute valeur. Elle indique) des maladies du sang, du cœur, mais surtout du rein.

Il ne faut pas confondre l'albuminurie vraie avec l'albuminurie fausse, qui provient d'un mélange de pus avec l'urine, ou chez la femme du mélange de l'urine avec le sang des menstrues.

La différence de ces deux formes d'albuminurie se fait en recherchant le sang et le pus dans l'urine.

Recherche de l'albuminurie. — On prend un tube à essai et on filtre l'urine directement dans le tube bien propre.

1° *Par la chaleur.* — On porte à l'ébullition 5 centimètres cubes d'urine fraîche. On obtient en général un précipité, un dépôt blanc. On ajoute alors quelques gouttes d'acide azotique.

Si le précipité se dissout, c'est qu'on se trouve en présence de phosphate ; si le précipité ne se dissout pas, c'est de l'albumine.

2° *Par l'acide azotique.* — On verse 4 à 5 centimètres cubes d'urine dans un tube à essai, puis on fait couler 1 à 2 centimètres cubes d'acide azotique, appelé aussi acide nitrique, le long des parois sans mélanger; l'acide, plus lourd, descend au fond. S'il y a de l'albumine, on voit au point de contact des deux liquides un disque blanchâtre qui se forme rapidement et ne disparaît pas si on chauffe.

Sucre. — La glycosurie, qui peut s'observer quelquefois en dehors des cas pathologiques, est le plus souvent l'indice d'une grave maladie, le diabète.

Pour déceler l'existence du sucre dans l'urine, on prend un centimètre cube de liqueur bleue, dite liqueur de Fehling, que l'on étend de trois fois son volume d'eau distillée ; on fait bouillir pour voir s'il ne se forme pas de dépôt. On verse alors quelques gouttes d'urine sans mélanger les liquides. Y a-t-il du sucre ? A la limite de séparation des deux liquides, on voit apparaître un précipité jaune foncé ou rouge brique. On ajoute alors un peu plus d'urine et on fait bouillir le tout ; la coloration bleue disparaît, ainsi que la transparence du liquide, qui devient jaune rougeâtre, s'il y a du sucre.

Ces deux corps, albumine et sucre, sont les seuls importants à reconnaître.

La présence du sang ou de la bile dans l'urine est décelée surtout par la couleur rouge de l'urine et par des réactions chimiques complexes. Le **pissement de sang** est un symptôme grave qui nécessite l'alitement immédiat. Les malades peuvent expulser avec l'urine des pierres ou calculs. Quelquefois cette expulsion s'opère sans douleur, d'autres fois elle suit une crise de colique néphrétique.

L'urine peut contenir du pus. Tantôt, alors, l'urine est très troublée à l'émission et ne se clarifie que par le repos, en laissant déposer le pus au fond du vase.

L'urine reste parfois uniformément trouble et peut répandre une forte odeur ammoniacale.

Rétention d'urine. — Un obstacle peut s'opposer à la sortie de l'urine.

La vessie s'emplit alors, mais ne se vide pas. Surviennent des coliques. Le globe vésical distendu fait dans la partie inférieure de l'abdomen une saillie visible à l'œil.

Quelquefois alors la vessie distendue évacue goutte à goutte son trop-plein à l'extérieur, mais ne se vide pas complètement. C'est la miction par regorgement. La vessie reste distendue et l'écoulement de l'urine s'opère par petites mictions involontaires de 50 grammes. Le malade est alors incontinent en même temps que rétentionniste.

La rétention survient fréquemment chez les vieillards ou chez les paralytiques généraux. Ces derniers souffrant moins, la rétention peut passer inaperçue et causer la rupture de la vessie.

Enfin nous ne pouvons passer sous silence l'**incontinence** d'urine des enfants ou des grandes personnes. On cherchera d'abord à corriger l'enfant en le réveillant plusieurs fois la nuit pour le faire uriner, sans le réprimander, l'enfant étant presque toujours un nerveux.

Il ne faut pas oublier de le surveiller pour savoir s'il n'a pas de crises convulsives nocturnes, l'incontinence d'urine étant un des bons signes de l'épilepsie.

LES ORGANES GÉNITAUX

Chez l'homme. — L'urine sécrétée par les reins se rend par deux canaux, les uretères, dans la vessie ; de là elle est évacuée à intervalle plus ou moins long par un canal, l'urèthre, par lequel s'écoule également le sperme.

Ce canal est contenu dans un organe érectile, la verge ou penis.

Le sperme est sécrété par deux glandes, les testicules, placés sous la verge dans une enveloppe de peau, le scrotum.

La vessie est sujette à s'infecter. L'inflammation de la vessie se nomme cystite. C'est là très souvent une complication de la blennorragie.

La cystite se reconnaît à la fréquence et à la douleur des mictions, à l'émission d'urines troubles contenant du pus.

Cette infection vésicale traitée à temps guérit assez aisément, sauf chez les tuberculeux.

L'urèthre peut également s'enflammer par suite d'une infection. **L'uréthrite** ainsi produite peut être due à des microbes différents (tuberculose), mais surtout au microbe de la blennorragie, au gonocoque.

La **blennorragie** gonococcique, caractérisée par un écoulement de pus par l'urèthre, est une infection contagieuse, qui est toujours le produit d'un contact suspect.

Trois à cinq jours en moyenne après l'acte infectant, le malade éprouve en urinant une sensation de chaleur ou des picotements dans l'urèthre; un ou deux jours après, la miction devient douloureuse et fréquente. C'est alors qu'apparaît l'écoulement sous la forme de gouttes purulentes plus ou moins abondantes.

La nuit, la congestion des organes génitaux due au séjour au lit provoque des érections très douloureuses.

La blennorragie peut se compliquer tout d'abord d'uréthrite chronique ou goutte militaire, plus tard de rétrécissements de l'urèthre si elle n'est pas soignée. Puis l'inflammation peut gagner le testicule et provoquer des orchites; ou la vessie, et créer une cystite.

Enfin le pus porté à l'œil par des doigts malpropres y détermine, avec la plus grande facilité, l'apparition d'une ophtalmie purulente extrêmement grave.

Toutes ces complications doivent faire soigner avec précaution et sans retard toute blennorragie.

La facilité avec laquelle on peut améliorer

et guérir une chaude-pisse fait qu'on ne doit jamais négliger une affection éminemment contagieuse pour la femme et pour l'enfant.

L'infirmier devra se rendre compte que les nouveaux malades n'ont pas de blennorragie à leur entrée dans le service. Pour ne pas éveiller leur susceptibilité, c'est par l'inspection du linge de corps, sale, qu'il fera cette constatation.

La blennorragie laisse en effet sur le pan antérieur de la chemise des traces jaune verdâtre nombreuses, provenant de l'écoulement, et très contagieuses. Chez la femme, c'est sur la partie postérieure de la chemise qu'on doit chercher ces traces.

Les **rétrécissements** de l'urèthre sont le plus souvent la conséquence de la blennorragie négligée, mais quelquefois aussi de traumatismes de l'urèthre.

On s'aperçoit d'un rétrécissement à la modification du jet urinaire qui est déformé, aplati ou en vrille, et diminué de volume. Sa portée, non modifiée au début, devient faible plus tard.

Les **traumatismes** de l'urèthre ou de la verge sont assez fréquents chez les aliénés. Après une chute à califourchon ou un choc sur le périnée, un malade saigne par l'urèthre. Ce symptôme est suffisant pour faire soupçonner la rupture. D'autres fois, c'est un blennorragien qui se brise « la corde », *manœuvre* dont on doit s'abstenir rigoureusement. Le plus souvent il ne survient pas de trouble immédiat de la miction, ce n'est que plus tard qu'apparaît l'abcès périnéal dit abcès urineux ou infiltration d'urine.

Le **testicule** est un organe externe dont les lésions se décèlent facilement.

Il est enfermé dans une série d'enveloppes qui peuvent être distendues par un liquide (hydrocèle). Il est irrigué par des vaisseaux qui peuvent être variqueux (varicocèle), enfin il peut être lui-même diminué ou augmenté de volume.

L'augmentation inflammatoire du volume du testicule est dite **orchite**. Elle peut être traumatique ou survenir après une maladie infectieuse, oreillons ou tuberculose ; mais elle est en général d'origine blennorragique ; aussi le blennorragien doit-il toujours, pendant sa chaude-pisse, porter un suspensoir pour se mettre à l'abri des contusions possibles, surtout à l'asile.

Dans tous les cas, la douleur dans l'orchite est intense et la tuméfaction de l'organe considérable. La fièvre survient.

Une des suites graves de l'orchite blennorragique est la stérilité, si l'affection a frappé les deux testicules.

La tuberculose et la syphilis déterminent également des augmentations de volume du testicule qui alors est peu douloureux.

Chez la femme. — Les organes urinaires sont distincts et séparés des organes génitaux. Reins, uretères et vessie sont semblables à ceux de l'homme; seul l'urèthre, vu l'absence de la verge, est beaucoup plus court. L'urèthre sert ici exclusivement au passage de l'urine. Les organes génitaux comprennent les ovaires avec leurs conduits (trompes), l'utérus ou matrice qui débouche au fond du vagin.

Les **ovaires** sont des organes situés chacun latéralement à la partie inférieure du ventre. Ils sont le point de départ des règles ou menstrues et peuvent devenir douloureux à ce moment. Leur douleur indique presque toujours une lésion. Ils s'infectent facilement en effet à la suite d'une métrite négligée, de même que les trompes. L'ovarite ou la salpingite qui en résulte est une maladie grave accompagnée de fièvre, dans laquelle la santé générale est profondément atteinte et qui doit être traitée par le chirurgien avec énergie.

L'ovaire est le siège fréquent de tumeurs ou

de kystes, que l'infirmière ne pourra différencier des tumeurs abdominales en général.

L'utérus ou matrice dans lequel débouchent les trompes est un organe médian situé derrière la vessie, en arrière du pubis. Les douleurs dont il est le siège ne sont pas localisées d'ordinaire à cet endroit, mais s'irradient dans le bas du dos, aux lombes. Il est assez fréquent que les femmes souffrent de la matrice au moment de leurs **règles.** Elles doivent s'en inquiéter et demander l'avis du médecin. Quelquefois ces malaises disparaissent avec les règles.

Ces douleurs, surtout si elles sont accompagnées d'un écoulement purulent ou muqueux, doivent faire craindre l'infection de la matrice.

Il faut savoir, d'autre part, que l'organisme entier de la femme subit, au moment de la période menstruelle, une modification profonde due à l'élimination des substances toxiques, qui se traduit par un changement du caractère et une irritabilité particulière. Il faut autant que possible éviter à ce moment les émotions violentes et les contrariétés pendant cette période.

Les règles surviennent tous les vingt-huit jours, treize fois par an. Elles ne doivent pas durer plus de trois à six jours, quoiqu'il y ait de nombreuses différences personnelles à ce sujet.

L'écoulement sanguin doit être abondant et rapide. D'ordinaire, on mesure la quantité de sang perdu par le nombre de serviettes ou de pansements tachés dont on doit changer.

Normalement, une femme perd environ 250 grammes de sang par jour, ce qui représente trois serviettes par vingt-quatre heures. Une plus grande perte de sang chez une femme de force moyenne indique un état pathologique. Une perte faible, de quelques heures seulement, indique presque à coup sûr un état anémique.

Il ne faut pas s'étonner de l'odeur particulière due à la corruption rapide du sang menstruel. Cependant, si cette odeur devenait trop infecte, elle pourrait être le signe de tumeurs malignes de l'utérus.

Ces indications sont utiles, car l'infirmière, en plus des précautions personnelles qu'elle doit prendre, doit surveiller attentivement ses malades au point de vue des menstrues.

Tout d'abord, la suppression complète des règles étant le meilleur signe de la grossesse, il est indispensable qu'on sache, par leur présence, s'il n'y a pas, parmi les malades, de femmes enceintes, ce qui se produit quelquefois.

En second lieu, l'infirmière connaissant l'existence de la période menstruelle sera avertie que, pendant cette période, la malade est sujette à des crises d'excitation ou à des colères brusques. Certaines affections mentales, l'épilepsie entre autres, ne paraissent chez certaines personnes qu'à ce moment.

L'infection de l'utérus se nomme métrite et est une maladie fréquente. L'utérus est plus susceptible qu'aucun autre organe d'être infecté; car, chaque mois, et après chaque grossesse, il offre une surface saignante, une plaie qui peut être envahie rapidement par les microbes.

Les deux facteurs principaux de cette infection sont donc l'infection puerpérale et la blennorragie.

Les troubles de l'utérus se traduisent par des pertes : blanches, gélatiniformes, filantes, glaireuses; rouges, petites hémorragies, modification des périodes menstruelles; par des douleurs locales, mais surtout irradiées aux lombes; par des symptômes généraux : perte de l'appétit, fièvre légère, névralgie, etc...

Il n'y a pas d'ailleurs que dans la métrite qu'on constate l'existence d'écoulements blancs ou rouges. Les petites hémorragies se constatent dans beaucoup de tumeurs de l'utérus, fibrome ou cancer. Dans ce dernier cas, les pertes prennent une odeur très désagréable.

Ces écoulements peuvent également provenir du vagin ou de la vulve infectée; l'écoulement est alors plus liquide, plus purulent, il n'y a pas de pertes rouges. La vulve devient rouge de même que la muqueuse du vagin, qui est en plus granuleuse et végétante.

La vaginite seule est relativement rare; elle se complique rapidement de métrite. Elle provient d'ailleurs le plus souvent de la même cause, le gonocoque; elle est toujours la suite de rapports suspects avec un sujet porteur d'une blennorragie aiguë ou chronique.

Elle devient la source d'une contagion nouvelle, car on peut admettre, sauf rare exception, que toute femme qui a des pertes blanches est contagieuse, de même que tout homme porteur d'une goutte militaire, d'un écoulement ou même d'une blennorragie non soignée.

Il est indispensable pour la femme de traiter ces affections leucorrhéiques, qu'elles soient vaginales ou utérines, car elles constituent un danger permanent, dont l'importance s'accroît au moment des accouchements, et pour la mère qui peut mourir d'infection puerpérale, et pour l'enfant qui peut rester aveugle par ophtalmie purulente.

L'utérus normalement placé dans le ventre peut, par suite de la distension de ses moyens d'attache, descendre jusqu'à la vulve et faire apparition au dehors en retournant le vagin comme un doigt de gant.

C'est la descente de matrice. Elle est le plus souvent la conséquence éloignée d'un accouchement laborieux.

La femme souffre déjà depuis quelque temps de la matrice, et à l'inspection, on voit à l'orifice vulvaire une tumeur molle et rougeâtre qui sort, surtout quand la malade fait effort. Cette tumeur peut, dans la station debout, pendre au dehors si le prolapsus est complet.

Les variations individuelles à la tolérance de cette maladie sont grandes. Telle femme travaille sans gêne avec une matrice hors de la vulve et telle autre est infirme et souffre beaucoup dont l'utérus est à peine sorti de l'ouverture vaginale.

CHAPITRE VI

SQUELETTE ET MUSCLES

Le corps est formé, en plus des organes que nous venons d'énumérer, d'un *squelette* osseux entouré de *muscles* et de *graisse* et de la *peau* qui recouvre le tout.

Les muscles, en dehors des contusions ou des traumatismes auxquels ils sont exposés, sont sujets à des ruptures sous l'influence d'une contraction. Ces ruptures sont décelées par une douleur brusque, coup de fouet, sensation de déchirure, et l'apparition tardive d'une ecchymose.

Les muscles sont attachés aux os par des tendons que le vulgaire appelle improprement nerfs, alors que les nerfs véritables sont de petits cordons cylindriques de consistance molle comme le cerveau.

Ces tendons peuvent se trouver sectionnés dans une blessure. Dans ce cas, il y a impossibilité d'accomplir certains mouvements avec le membre blessé.

Le squelette est formé d'un certain nombre d'os dans l'énumération desquels nous n'entrerons pas. Ces os sont réunis entre eux par des articulations.

Quand un os se brise, on dit qu'il y a fracture ; quand une articulation se disjoint, il y a luxation.

Si elle est simplement distendue, mais les os revenus à leur place normale, il y a entorse.

Fractures. — Les causes les plus fréquentes des fractures sont un coup que reçoit l'os ou une pression qui y est exercée quand il porte à faux. Quelquefois l'os se brise dans un point distant de celui où il a été frappé.

Quelques affections affaiblissent la solidité du squelette et prédisposent aux fractures qui succèdent alors à un traumatisme insignifiant. Quelquefois l'os se fracture à l'occasion d'un mouvement un peu brusque du malade lui-même. Cette prédisposition se manifeste chez la plupart des vieillards et chez quelques catégories d'aliénés, les paralytiques généraux entre autres.

Les signes des fractures sont la douleur au point fracturé, l'impotence fonctionnelle du membre, sa déformation, la mobilité anormale, la crépitation. L'infirmier ne recherchera jamais ce dernier signe, qui est difficilement perceptible.

La mobilité anormale manque dans les fractures voisines des articulations.

Par impotence fonctionnelle, on entend l'impossibilité dans laquelle est le sujet de se servir de son membre pour une fonction quelconque.

Les fractures se distinguent en fractures simples ou fermées, c'est-à-dire ne s'accompagnant pas de plaie, et en fractures compliquées ou ouvertes, c'est-à-dire présentant une plaie au niveau de la rupture.

Cette dernière sorte est particulièrement grave, étant longue à se consolider; c'est pourquoi il faut toujours traiter un membre fracturé avec douceur, éviter les grands déplacements des fragments, afin que les parties molles et la peau ne soient pas déchirées et que la fracture simple ne se transforme pas en fracture compliquée.

A défaut d'appareil régulier, il faut improviser des moyens de contention.

Les fractures les plus fréquentes sont : la fracture de la clavicule, petit os placé à la partie supérieure du thorax entre l'épaule et le sternum, qui se produit dans une chute sur l'épaule. Le blessé soutient alors son coude malade avec la main saine. Déshabillé, il présente l'épaule malade abaissée.

La fracture du tiers supérieur de l'humérus, c'est l'os du bras qui unit l'avant-bras (coude) à l'épaule, qui se produit chez les gens âgés à la suite d'une chute sur l'épaule.

La fracture de l'extrémité inférieure du radius (poignet). L'avant-bras, du coude à la main, est formé des deux os, radius et cubitus. Cette fracture se produit après une chute sur la paume de la main et provoque une déformation spéciale du poignet, en dos de fourchette.

Au membre inférieur, on rencontre une fracture très fréquente chez les vieillards, la fracture de l'extrémité supérieure du fémur, difficile à reconnaître à première vue, et qu'un œil inexpérimenté prend pour une simple contusion. Car la marche, quoique douloureuse, est encore possible après cette fracture.

Si la fracture porte sur le corps de l'os, à la partie moyenne, elle se constate facilement, car la cuisse est alors déformée et comme coudée au niveau de la brisure et le sujet ne peut se relever.

La jambe composée de deux os, tibia et péroné, est souvent brisée en totalité ou en partie. Le plus fréquemment c'est au tiers inférieur que se brise la jambe. Cette fracture se produit par un mouvement de torsion de la jambe, le pied étant maintenu fixe dans une ornière ou entre deux barreaux d'échelle, par exemple. C'est une fracture grave, car le fragment osseux supérieur est taillé en pointe et tend à percer la peau, ce qu'il faut éviter par un maniement délicat du membre fracturé.

Le pied, au lieu de se tordre de gauche à droite sur son axe vertical, peut tourner sur son axe horizontal, se tordre en dedans ou en dehors. Il se produit alors une fracture de l'extrémité inférieure des os de la jambe. La déformation du pied est typique. Il est porté en dehors et en arrière. Au-dessus de la cheville externe ou malléole externe se trouve une dépression caractéristique, le coup de hache. Cette fracture est très grave.

Luxations. — Toutes les articulations sont susceptibles de se luxer. Les deux os maintenus en présence par les ligaments se trouvent d'abord éloignés l'un de l'autre, puis survient un faux mouvement qui les disjoint, en mettant les surfaces articulaires dans des rapports anormaux que la contraction musculaire les oblige désormais à conserver si la luxation n'est pas réduite, c'est-à-dire les os remis en place par des manœuvres en général compliquées. Certaines luxations, hanche, genou, coude sont assez rares. Deux sont très fréquentes, la luxation de l'épaule et celle du pouce. La luxation de la mâchoire inférieure se rencontre également souvent.

Dans la luxation de l'épaule, après une chute sur le coude ou sur la main, le bras étant relevé, on constate que l'épaule est aplatie et déformée, que le bras peut difficilement se rapprocher du corps.

Dans la luxation du pouce, le pouce prend en général tout d'abord la forme d'un Z, pouce en tête de canard que certains enfants à ligaments lâches produisent à volonté. A ce moment, si on tire sur le pouce, croyant remettre les choses en place, on détermine une seconde déformation et la luxation se complète; le pouce s'étend, mais il reste luxé ainsi qu'on peut le voir par la présence d'une grosseur anormale sur le dos de la main et par l'impossibilité où se trouve le malade de se servir de son doigt.

Pour opérer la réduction, on sera obligé de reproduire le premier temps de cette luxation.

La luxation de la mâchoire inférieure se produit dans un bâillement ou dans une ouverture forcée de la bouche. Le menton reste abaissé, la bouche grande ouverte. Si on essaye de forcer, en frappant avec le poing, on obtient une légère fermeture de la bouche, mais on complique la luxation, en produisant une fracture ou de graves déchirements des ligaments articulaires. Le médecin appelé réduit cette luxation avec une grande facilité en donnant un peu de chloroforme.

Ces exemples montrent qu'en général, quand on croit avoir affaire à une luxation quelconque, il faut s'abstenir de toute manœuvre ayant pour but de remettre les choses en place, et surtout de toute manœuvre de force, qui peut compliquer la luxation d'une fracture, causer de graves désordres dans les tissus. Si on s'est trompé, si on a pris une fracture pour une luxation, on peut déterminer alors les complications les plus graves si on force sur les fragments : déchirure d'artères, hémorragies, sections nerveuses, paralysies.

L'**entorse** comprend la série de lésions qui, produites dans une articulation distendue, n'aboutissent pas à la luxation, c'est-à-dire à la perte permanente du contact normal des surfaces articulaires.

L'entorse la plus fréquente est l'entorse du pied.

Elle se produit dans un mouvement forcé qui rompt certains ligaments. Le pied est généralement renversé en dedans et tend à appuyer sur le sol par son bord externe.

Le symptôme principal est alors la douleur

et le gonflement du membre. Le malade est incapable de marcher.

L'entorse est une affection bénigne qui s'améliore rapidement sous l'influence du massage et du repos.

En dehors de ces affections traumatiques, les articulations sont le siège d'inflammations ou arthrites aiguës, rhumatismales ou chroniques, ces dernières la plupart du temps tuberculeuses.

Au nombre des arthrites tuberculeuses, nous nous contentons de signaler la coxalgie et la tumeur blanche du genou, qui surviennent chez les enfants et les adolescents.

La coxalgie siège dans l'articulation de la hanche. Son début peut être insidieux, et d'autant plus utile à connaître que les chances de guérison sont accrues par un traitement précoce.

Les premiers symptômes sont la douleur, la gêne de la marche, la contracture musculaire. L'enfant se fatigue vite, demande qu'on le porte; la douleur, exagérée le soir par la fatigue, siège à l'aine, à la fesse ou au genou. Il traîne la jambe en marchant et les divers mouvements de la cuisse sont gênés.

Tout enfant qui présente des troubles de la marche doit être conduit au médecin pour être examiné complètement sans retard.

Plus tard, en effet, si on ne traite pas, surviennent des déformationsdu membre inférieur et des attitudes vicieuses qui feront de l'enfant un infirme.

La tumeur blanche est une affection analogue qui siège au genou.

L'articulation devient d'abord douloureuse, puis se gonfle. La peau qui la recouvre devient blanche et anémique. Au bout de quelque temps, le genou se fléchit et le membre se fixe dans cette position vicieuse.

Ces affections sont d'une évolution lente pouvant durer un an et plus.

Le pied offre souvent toute une série de difformités appelées pieds bots, dont la production en général remonte à la vie intra-utérine et peut se constater dès la naissance, mais qui peuvent également se produire à la suite d'une paralysie ou d'une fracture mal consolidée.

Les pieds bots sont constitués par une déviation du pied en dedans (varus) ou en dehors (valgus) plus rare. Si en plus le pied bot est dans l'extension, c'est-à-dire prend contact avec le sol par les orteils seulement, il est dit équin.

Le plus fréquemment, le pied infirme repose sur le sol par son bord externe, Les orteils sont fléchis sur la plante et le pied semble enroulé sur lui-même formant un véritable pilon convexe qui s'appuie sur un point correspondant à la cheville externe et présente à ce niveau de pression anormale des durillons et des bourses séreuses susceptibles de s'enflammer.

CHAPITRE VII

QUELQUES AFFECTIONS CUTANÉES BANALES

Fièvres éruptives. — La peau, dans certaines maladies, est le siège d'éruptions accompagnées d'un état général grave et de fièvre.

La rougeole, la scarlatine provoquent une éruption rouge vif ou érythème, de taches non saillantes.

La variole se caractérise par des taches rouges avec une petite vésicule centrale remplie de liquide.

L'érysipèle est une inflammation aiguë de la peau, localisée, causée par un microbe spécial, le streptocoque. Il débute par un frisson et une température voisine de 40°. La plaque érysipélateuse est d'abord une simple rougeur douloureuse. Elle devient ensuite surélevée, se limitant par un bourrelet bien visible.

L'état général est grave.

Il est important, si on est en contact avec de

nouvelles accouchées, de ne pas communiquer avec des érysipélateux, car c'est le même microbe qui détermine la fièvre puerpérale.

L'eczéma est une affection chronique de la peau liée à des troubles de la nutrition.

La peau est tout d'abord rouge, un peu tendue, parsemée ensuite de petites vésicules qui se crèvent en suintant; plus tard, survient de la desquamation sous la forme de petites croûtelles ou d'écailles très fines. Ces lésions sont en général localisées à des points propres à chaque individu, mais elles occupent de préférence les plis de la peau, le pourtour des orifices naturels, les surfaces de contact.

Les eczémas subissent de temps à autre des poussées inflammatoires en raison des écarts hygiéniques des malades. Le premier soin, dans le traitement, sera donc de s'assurer d'une bonne alimentation, d'en écarter toute substance toxique ou de digestion difficile.

Impétigo. — C'est surtout une maladie de l'enfance (gourme). Certains enfants peuvent être prédisposés à cette affection par une peau trop fine ou une mauvaise alimentation; mais ce sont surtout la malpropreté et le parasitisme animal qui occasionnent l'impétigo.

Le visage de l'enfant impétigineux est couvert de croûtes, siégeant de préférence autour des orifices naturels : nez, yeux, bouche. Ces croûtes sont entourées d'une bordure rouge et ont une tendance à s'accroître.

Les parasites rencontrés le plus souvent chez l'impétigineux sont les poux. Il faut toujours examiner le chevelure dans ces cas, presque certain que l'on est de la trouver peuplée.

L'impétigo peut d'ailleurs compliquer toute affection parasitaire, gale, teigne, vers intestinaux, oxyures ou autres.

L'impétigo demande pour s'établir une lésion de la peau qui est presque toujours constituée par un grattage.

L'impétigo peut devenir incurable s'il est négligé ; il peut, dans les poussées aiguës, devenir contagieux, et on en a signalé des épidémies scolaires. Aussi le traitement doit d'abord se proposer d'écarter les causes du mal : observer de grands soins de propreté, se débarrasser de la vermine, faire tomber les croûtes par des pansements soit humides chauds à l'eau bouillie, soit antiseptiques, ou par des cataplasmes de fécule ; assécher les suintements par des poudres inertes, comme le talc ; enfin éviter que l'enfant se gratte pendant la nuit et pour cela, au besoin, lui enfermer les mains et les bras fixés ensemble dans un pansement lâche.

Le traitement d'un impétigo un peu important demande trois à quatre semaines.

Certains médicaments peuvent, après leur absorption, produire des éruptions parmi lesquelles l'iode et les iodures, le bromure de potassium.

L'éruption bromurée, fréquente à l'asile chez les épileptiques, est constituée par de l'**acné;** ce sont des boutons rouges isolés, mais nombreux, surmontés d'une pointe blanche ramollie, purulente. Ils occupent le visage, les membres et le dos.

La gale. — Certaines affections cutanées sont dues à des animaux parasites. La gale est de ce nombre. Elle a pour cause unique la transmission d'un insecte de petite taille, le sarcopte. Cette transmission se fait de préférence la nuit par le contact de draps d'un lit occupé déjà par un galeux ou par la cohabitation nocturne dans le même lit.

La gale produit une démangeaison ou prurit, violente, nocturne, et qui provoque presque irrésistiblement le grattage. Ces démangeaisons siègent aux points envahis par l'éruption.

Celle-ci est constituée par des sillons difficiles à voir après le grattage, par de très petites pustules et des petits boutons rouges plus petits que des grains de millet, très spécialement localisés. On les trouve seulement aux mains, entre les doigts, aux poignets, aux aisselles, sur les seins, le ventre, les fesses, à la partie interne des cuisses, enfin sur la verge chez l'homme.

Le caractère nocturne du prurit et cette localisation des lésions feront reconnaître la gale.

Le traitement est extrêmement simple, rapide, mais irritant et qu'on ne doit pas prolonger; soins de propreté, éviter les contacts suspects. Le soir, enduire tout le corps et frictionner le malade nu avec du savon noir et de l'eau tiède; prendre un bain tiède; frictionner ensuite avec la pommade d'Helmerich.

Se coucher dans des draps propres en gardant la pommade jusqu'au lendemain où l'on prend un bain pour s'en débarrasser.

Ce traitement renouvelé pendant deux jours est radical.

Faut-il dire que les vêtements seront désinfectés et le linge de corps changé chaque jour pendant ce traitement ?

Phtiriases. — Les phtiriases sont des maladies de peau causées par la présence des poux.

On distingue les poux de tête, les poux de corps, les poux du pubis.

Le pou de tête s'observe surtout chez les enfants mal tenus.

La femelle pond des œufs ou lentes qui sont fixés au cheveu et qui doivent être détruits par le traitement.

Ses piqûres déterminent une vive démangeaison et du grattage avec croûtes consécutives, suppuration et parfois abcès du cuir chevelu.

Le pou de corps est plus gros que le précédent. Il infecte surtout les vieillards et les personnes malpropres, qui portent des vêtements graisseux et changent rarement de linge.

C'est au niveau des parties du vêtement en contact avec la peau et graissées par elles qu'on le rencontre, sous le col de l'habit, par exemple.

La démangeaison qui suit la morsure est fréquente, la nuit. C'est le dos qui est habituellement piqué. A la suite de cette piqûre, il s'observe chez les misérables un noircissement particulier de la peau, appelé mélanodermie ou maladie des vagabonds, qui disparaît quand on tue le pou.

Les poux du pubis ou morpions habitent les régions velues, pubis, poitrine, aisselle. Ils sont très sédentaires et disséminés presqu'exclusivement par les contacts sexuels. Ils sont rares chez les enfants. La démangeaison est très faible et pas du tout en rapport avec le nombre des parasites.

Ces insectes doivent être détruits soigneusement.

Le pou de corps ne résiste pas aux soins de propreté, au change fréquent des vêtements et au bain.

Le pou de tête et le pou du pubis sont détruits par une simple application d'onguent gris, précédée et suivie de savonnages; mais il faut être prudent avec cette pommade qui est toxique; on peut employer à sa place une pommade contenant :

Axonge....................	20 grammes
Précipité blanc............	2 —
Naphtol β..................	2 —

ou un mélange à parties égales d'huile d'olive et de pétrole.

Les chancres. — Sont des ulcérations de la peau ou des muqueuses, dues à une infection.

Le chancre dit mou n'a pas de rapport avec la syphilis. Il survient quelques jours seulement après le contact suspect.

Il est irrégulier, suppure, ses bords sont taillés et décollés.

Il creuse la peau et la détruit.

Sa couleur est jaunâtre; il saigne très facilement et n'est pas recouvert d'une croûte.

Le chancre dit induré est le premier accident de la syphilis.

Il est intéressant de le reconnaître le plus vite possible pour traiter cette grave maladie au plus tôt et éviter surtout les risques de contamination, car cet accident est extrêmement contagieux.

C'est une ulcération arrondie, ovalaire, régulière, sèche et sans suppuration. Elle ne creuse pas et quelquefois paraît bombée. Elle est rouge sur les bords, grise au centre, recouverte d'une légère membrane grisâtre et d'une croûtelle qui s'enlève facilement en laissant une surface saignante.

Il repose sur une partie de la peau qui est dure, d'où lui vient son nom.

Ce chancre guérit de lui-même au bout de quelques semaines, mais à ce moment la syphilis a infecté l'organisme ; il peut survenir de huit jours à cent jours après le contact infectant.

Il siège à la verge, à l'anus, à la vulve, au mamelon chez la femme et surtout chez les nourrices infectées par leurs nourrissons.

Roséole. — La roséole est, avec les plaques muqueuses, l'accident secondaire banal de la syphilis.

Elle est constituée par de petites taches rosées, rondes ou ovales, non saillantes, peu surélevées, discrètes ou généralisées, qui se terminent en quelques jours par une desquamation.

Elle apparaît aux flancs, gagne le tronc, le dos, plus tard les membres, presque jamais la face.

Pas de traitement spécial ; mais le traitement mercuriel antisyphilitique..

Le **charbon** est une maladie générale et rapidement mortelle due à un microbe particulier, qui vit d'ordinaire chez les ruminants.

Le charbon débute par la pustule maligne qui se développe au point où s'est fait l'inoculation, piqûre de mouche ou piqûre de couteau, généralement sur les parties découvertes.

C'est d'abord une petite tache rouge comme une piqûre de puce, sur laquelle se montre une vésicule que l'on gratte et qui devient croûteuse. Le deuxième jour, c'est une petite escarre jaunâtre qui brunit et noircit ; elle s'entoure d'un bourrelet d'enflure dur et rouge parsemé de vésicules. Elle ne cesse alors de s'agrandir et prend des proportions considérables.

De graves phénomènes généraux surviennent qui déterminent la mort.

L'extirpation précoce de la pustule maligne empêche la généralisation du charbon et fait éviter une issue fatale.

Furoncle. — Le furoncle est une petite nodosité inflammatoire rouge, un bouton dans le centre duquel il se produit une mortification des tissus, d'aspect blanc verdâtre, appelée bourbillon ou communément germe, et qui s'élimine avec le pus quand celui-ci s'est ouvert une voie au dehors.

Le furoncle est contagieux et produit par l'ensemencement de certains microbes.

Le furoncle dure environ une semaine; c'est une affection très douloureuse. Il peut se compliquer de suppurations diverses. Les parties voisines s'inoculent à leur tour, de nouveaux furoncles apparaissent et l'infection peut devenir interminable si elle n'est pas traitée avec soin.

L'**anthrax** est une agglomération de furoncles évoluant simultanément.

Il siège surtout à la nuque, au dos ou aux fesses.

Il forme une nappe rouge foncé, dure, parsemée de points blanchâtres ou noirs qui sont les bourbillons.

La douleur est vive.

Il s'accompagne de phénomènes généraux très graves, fièvre, délire, albumine.

Traité précocement, il guérit souvent sans intervention chirurgicale.

Abcès. — On nomme abcès une collection de pus. L'abcès chaud est accompagné de phénomènes inflammatoires et évolue vivement.

L'abcès froid est torpide, insidieux et dure longtemps. L'abcès chaud est dû à l'inoculation de microbes pyogènes.

L'abcès s'annonce par une tuméfaction rouge, chaude, douloureuse. Puis, le pus collecté, le centre de la tumeur se ramollit et, si l'abcès n'est pas ouvert, le pus peut se faire jour par une fissure produite en ce point moins résistant.

Le **phlegmon** est un grand abcès dont le pus mal collecté a envahi les tissus voisins et peut déterminer de graves désordres.

Le **panaris** est un abcès des doigts. Il occupe un seul doigt. Il est le siège de douleurs lancinantes très pénibles et doit être ouvert sans retard, pouvant dans le cas contraire provoquer la nécrose de la phalange.

CHAPITRE VIII

QUELQUES SYMPTOMES DES MALADIES MENTALES

En plus de ces notions élémentaires de symptomatologie médicale ou chirurgicale, l'infirmier, à l'asile, doit avoir quelques données sur les maladies mentales et nerveuses.

Les maladies mentales ne présentent pas seulement des symptômes psychiques, c'est-à-dire des troubles des diverses facultés de l'esprit, mais aussi des symptômes physiques, qu'on peut observer sur le corps, et qui proviennent du trouble des différentes fonctions organiques lésées par l'affection qui détermine également les troubles mentaux.

On comprendra que nous ne puissions entrer dans la description de tous les signes psychiques qu'on peut observer à l'asile; cependant il en est certains de si fréquents, de si évidents, que nous devons en parler ici pour l'infirmier à ses débuts dans un service psychiatrique.

Ce qui frappe tout d'abord quand on observe des aliénés, c'est que les uns paraissent excités, les autres déprimés, d'autres normaux.

Cette excitation et cette dépression sont pathologiques et surviennent dans un certain nombre de maladies mentales bien déterminées.

L'excitation, dont la manie est l'expression la plus saisissante, est, au point de vue psychique, un dérèglement des pensées qui se produisent en plus grand nombre et plus vite que normalement. Ce trouble se traduit par une modification de tous les modes de l'activité du malade. La parole est abondante et facile, la voix est forte, le malade élève le ton, déclame ou crie. Les discours traduisent l'ironie, la colère, la violence. Ils sont souvent orduriers.

Ils n'arrivent pas à exprimer assez vite les idées trop rapides du malade et paraissent souvent incohérents. De même qu'il parle ou erre sans cesse, l'excité s'abandonne sans retenue à un besoin « tumultueux de mouvement ». Il bouscule tout, saute, danse, frappe parfois les personnes ou déchire les vêtements.

Si l'excitation parait une exaltation des facultés intellectuelles, agréable au malade, sa dépression semble au contraire un état pénible dû au ralentissement anormal de ses facultés.

La mélancolie est la maladie qui offre le tableau le plus complet de la dépression psychique.

Un déprimé se tient à l'écart, immobile, dans une attitude résignée. Il paraît triste, souffrant, inquiet ou anxieux. Il parle peu et répond à voix basse. Il faut insister pour lui arracher des réponses. Quelquefois il ne parle pas du tout. Le mutisme est absolu.

Les malades restent volontiers couchés, et on a beaucoup de peine à les faire changer de place et même à les alimenter.

Cet état de tristesse et d'abattement s'accompagne fréquemment de conceptions délirantes, par lesquelles le malade essaye d'expliquer sa douleur. Il se reproche d'être criminel, se croit ruiné, malade, etc... Il en arrive même à tenter de se suicider pour se soustraire à cet état si douloureux.

Quelques malades offrent un spectacle un peu différent, c'est celui de la confusion mentale. Il est fréquent de voir cet état survenir après les crises épileptiques violentes. La physionomie devient atone, le regard est vague et ne se fixe pas. Le malade demeure étranger à ce qui se passe autour de lui. Le mélancolique répond lentement, mais répond aux questions ; le confus n'arrive pas à élaborer une réponse.

Il ne peut dire ni son âge ni son nom, ni

reconnaître le lieu dans lequel il se trouve. Quelquefois il cherche à faire une réponse sensée; la plupart du temps il n'émet que des paroles incohérentes et sans suite. Il semble, comme on dit vulgairement, ne pas pouvoir suivre « le fil de ses idées ».

Cette confusion si apparente dans le langage se manifeste également dans le système moteur par une certaine incoordination dans les mouvements, qui se traduit par l'immobilité ou une agitation désordonnée très dangereuse aboutissant à des impulsions brutales aussi inattendues qu'inexplicables (épileptiques).

Souvent le confus est affaissé sur lui-même; il reste assis ou accroupi, ne mange pas seul, ses lèvres pendantes laissent couler la salive, il devient vite gâteux.

Le tableau qu'offrent ces graves états confusionnels rappelle la période terminale de la paralysie générale, alors qu'intelligence et motilité ont sombré complètement, et que le malade est stupide; mais la confusion absolue est de courte durée, car ici l'intelligence persiste qui permet la rééducation rapide, et le malade s'habitue de nouveau aux choses banales, tout en conservant un certain désordre dans les idées et les actes complexes. D'autres fois, l'intelligence paraissait n'être qu'assoupie, la mémoire était momentanément voilée (épileptiques, alcooliques), et l'individu se réveille, lucide, d'un sommeil qui ne lui a pas laissé de souvenirs.

Ces états d'excitation, de dépression ou de confusion ne sont pas des maladies, ce sont des manières d'être qui peuvent aussi bien se rencontrer dans des affections passagères, comme l'accès subaigu d'alcoolisme, que dans des affections chroniques, comme la paralysie générale.

Les malades qui constituent le groupe des malades à allure normale, sont en général ceux qui présentent un délire.

On appele délire, en psychiatrie, un ensemble d'idées fausses, crues vraies par le malade, se rapportant à ses proches voisins, ses contemporains, etc., à l'aide desquelles il compose une histoire, un roman plus ou moins bien agencé, qu'il croit vraisemblable et auquel il donne ses conclusions logiques. Ces conclusions sont, par exemple, de faire des dépenses considérables si on se croit millionnaire ou de frapper qui vous insulte.

Quelques-unes de ces idées délirantes sont absurdes et en contradiction évidente avec le rang social ou les habitudes du malade; mais, d'autres fois, ces idées se rapprochent tellement de la vérité, les conceptions paraissent étayées sur tant de preuves, l'histoire paraît tellement logique qu'il faut une enquête approfondie avant qu'on puisse être fixés sur leur valeur, qu'on puisse déterminer leur caractère morbide.

Les délires se composent donc d'idées délirantes, dont les principales sont les idées de persécution, les idées de grandeur, les idées hypochondriaques, les idées de négation, les idées érotiques.

Les idées de persécution sont celles qui expriment que le malade se croit en butte à des persécutions, à des manœuvres hostiles dirigées contre lui par des ennemis. Ces idées sont le plus souvent la conséquence des hallucinations pénibles. Quelquefois elles sont la manifestation du caractère anormal du persécuté. On rencontre souvent en effet des individus à la fois méfiants et orgueilleux, qui se figurent sans cesse et sans être hallucinés que « tout le monde leur en veut ».

Les idées de grandeurs peuvent s'appliquer à deux séries de faits. Une première variété traduit un sentiment d'orgueil, de satisfaction personnelle. Le malade se dit bien portant, d'une force herculéenne, etc., d'une intelligence extraordinaire, etc. Une autre variété exprime l'ambition. Le malade se croit prince, empereur, millionnaire, etc.

Les idées hypochondriaques traduisent une préoccupation constante de la santé physique, préoccupation aboutissant à des constatations fausses de l'état d'infériorité, d'altération des organes.

Les malades croient leurs organes décomposés, pourris, etc. S'ils croient leurs organes détruits, qu'ils n'existent plus, ils expriment alors l'idée de négation. Ils n'ont plus de sang, plus de cœur, ne peuvent plus vivre. Ils en arrivent à nier leur existence propre ou celle des objets environnants. Quelquefois, au contraire, au lieu de se croire détruits en tout ou en partie, annihilés, ils imaginent que certains de leurs organes deviennent énormes ou qu'eux-mêmes prennent une taille démesurée.

Les idées érotiques sont celles qui sont en rapport avec la satisfaction du besoin génésique.

Elles sont parfois liées à un état d'excitation ou de dépression du système génital (maniaques, paralytiques généraux, vieillards). Ce sont les femmes chez qui apparaissent le plus fréquemment ces idées. Les malades peuvent alors se livrer à l'onanisme, à des excès génésiques ou à l'exhibitionnisme. Mais elles peuvent exister sans modifications génitales. Ce sont alors des idées qui expriment un amour pur, chaste, sans préoccupations sexuelles : parmi les érotomanes, les uns poursuivent sans relâche les personnes qui sont l'objet de cet amour; les autres sont poursuivis et torturés à cause de cette passion.

Beaucoup de ces idées délirantes sont, comme nous l'avons dit, le résultat d'hallucinations.

Un homme qui a la conviction entière de percevoir une sensation, alors que nul objet extérieur propre à exciter cette sensation n'est à la portée de ses sens, est dans un état d'hallucination (Esquirol).

La caractéristique de l'hallucination est de faire croire à l'existence d'un objet qui n'existe pas en réalité.

Les cinq sens, vue, ouïe, odorat, goût, toucher, ou la sensibilité de la peau, peuvent par conséquent être le siège d'hallucinations.

Les **hallucinations auditives** sont les plus fréquentes chez les aliénés. Le malade croit entendre des bruits peu distincts (H. élémentaires) ou des voix qu'il reconnaît et dont il comprend les paroles. Il n'y a pas lieu de jamais discuter avec le malade la réalité de l'hallucination, il affirme entendre la voix comme celle d'un interlocuteur réel. Quelquefois c'est sa pensée qui se répète hautement à ses oreilles. La plupart du temps ce sont des insultes qu'il entend. On conçoit par conséquent combien pénible est l'état de ces malades, qui ne tardent pas à attribuer à l'entourage, ou le vol de leur pensée ou les insultes dont ils sont abreuvés. Aussi doit-on se méfier des hallucinés de l'ouïe qui forment la grosse part des aliénés dangereux. S'entendant insulter, ils n'hésitent pas à frapper la personne présente qui seule a pu, semble-t-il, les insulter; et souvent ils n'arrivent à ce geste qu'après avoir longuement réfléchi à leur acte, après avoir mûri leur détermination de punir leur insulteur, avoir soigneusement prémédité et dissimulé leur vengeance.

Les **hallucinations visuelles** sont aussi fréquentes, mais se rencontrent dans d'autres circonstances que les précédentes.

On les trouve dans les intoxications, dans l'alcoolisme qui est la plus fréquente et dont elles sont pour ainsi dire le meilleur signe.

Elles se présentent parfois sous la forme élémentaire : vision de flamme, d'étincelles, etc. Le plus souvent, les malades ont des représentations plus complexes et en général de nature terrifiante, visions de spectres, d'assassins, d'animaux répugnants ou dangereux, serpents, souris, lions, etc. ; visions mystiques plus rares.

Chez l'alcoolique, ces visions sont très mobiles, elles s'agitent et se déplacent sans cesse et constituent des scènes de toute espèce, se déroulant de préférence dans l'obscurité, la nuit, et prenant l'apparence d'un spectacle, d'un rêve pénible. La plupart des hallucinés ainsi terrifiés cherchent à échapper, à fuir par tous les moyens possibles. Il en est qui tuent pour cela, d'autres se suicident.

L'halluciné de l'odorat se dit poursuivi par des odeurs fétides, repoussantes, odeur de soufre, de matière fécale; rarement, ces odeurs sont agréables.

L'halluciné du goût trouve à ses aliments une saveur âcre, amère, qui lui fait conclure rapidement qu'il est empoisonné.

Les **hallucinations tactiles,** celles de la sensibilité cutanée en général, sont assez fréquentes et s'associent souvent aux hallucinations visuelles dans l'alcoolisme.

Les malades sentent des fourmillements, des piqûres, des brûlures. Quelquefois, ils sentent l'eau tomber en pluie sur eux; ils se sentent mouillés.

Un groupe voisin de celui-ci comprend les **hallucinations génitales,** dont la sensibilité particulière à la peau ou aux muqueuses des organes génitaux est le siège. Elles peuvent aller depuis des impressions vagues de contact jusqu'aux sensations de la possession complète. Il n'est pas rare que les malades accusent les personnes de leur entourage de se livrer sur eux à toutes sortes d'actes érotiques, pénétration ou attouchements.

Les hallucinés de cette nature, très troublés par ces fausses sensations, sont extrêmement dangereux au moment où ils les éprouvent. Ils réagissent violemment et frappent brutalement et sans discussion. D'autres, encore libres, s'adressent à la justice dont ils provoquent l'intervention par leurs dénonciations précises.

Idées délirantes plus ou moins coordonnées, accompagnées ou non d'hallucinations, constituent donc la maladie spéciale appelée délire.

Quelque calmes que soient la plupart des délirants, ils n'en sont pas moins très dangereux. De l'avis unanime, ce sont les malades qui, après certains épileptiques, sont les plus redoutables. C'est, en général, eux qui, à l'asile, causent les accidents professionnels, blessent grièvement le personnel.

Ces malades, en effet, atteints d'un délire, dit partiel, conservent le plein exercice de leurs facultés intellectuelles, qui, exception faite pour leurs idées délirantes, fonctionnent parfaitement et peuvent donner l'illusion de la santé morale, si le malade réussit à dissimuler ses idées morbides.

Aussi arrive-t-on, quand on ne les connait pas

bien, à les considérer presque comme normaux; l'infirmier débutant croit pouvoir causer raisonnablement avec eux et même en faire des collaborateurs.

Or, l'affection particulière qu'ils présentent réside dans un trouble du caractère qui fait que ces malades, méfiants et orgueilleux, n'ont jamais pu s'entendre avec personne, interprétant sans cesse d'une façon malveillante la conduite de l'entourage.

Un délire bien ordonné, de persécution par exemple, est d'ordinaire une affection chronique. Si les hallucinations sont intenses, l'intelligence du malade s'affaiblit elle aussi et la démence se produit.

On peut entendre par intelligence l'ensemble de certaines facultés de l'esprit qui lui permettent d'observer les faits qui tombent sous les sens, de les retenir, de les classer, de les reproduire tels quels ou en les associant dans des déductions logiques. L'intelligence comprend donc elle-même l'attention, la mémoire, le jugement. C'est surtout par l'observation de la mémoire et de ses troubles qu'on peut différencier toute une catégorie de maladies mentales comprises sous le nom de démence.

La démence est donc, avant tout, un affaiblissement, une faiblesse acquise de l'intelligence.

Tandis que l'idiotie, l'imbécillité sont des faiblesses congénitales d'intelligences n'ayant pas pu se développer.

L'imbécile a toujours été un pauvre d'esprit; le dément a possédé jadis de grandes richesses intellectuelles qu'il a perdues.

La démence survient à tout âge et présente pour chacun des âges une forme particulière: démence précoce chez les jeunes gens, démence paralytique ou paralysie générale chez les adultes, démence sénile chez les vieillards.

Si certaines de ces démences, survenues après des délires, n'offrent pas à la vue des lésions physiques du corps ou du cerveau, la plupart sont la conséquence de graves désordres matériels du cerveau, tels que la méningite, les plaies ou contusions cérébrales, les congestions ou hémorragies cérébrales.

La paralysie générale est une maladie qui survient vers la quarantaine et qui est due le plus souvent à une syphilis ancienne provoquant une méningite chronique.

Le début en est insidieux et n'amène pas en général le malade à l'asile. Il n'y vient que lorsque la maladie est en pleine évolution.

Le paralytique offre alors le tableau le plus connu du personnel infirmier. Toutes les facultés intellectuelles sont affaiblies; mais la mémoire est principalement touchée. L'amnésie porte sur tous les faits présents ou passés, le malade ignore la date du jour, le nombre de ses enfants, etc. Cette amnésie se traduit par des oublis invraisemblables ou des négligences choquantes dans les actes usuels ; ils oublient de mettre leur culotte, ou ne rentrent pas leur verge après avoir uriné.

Le caractère change complètement. Très irritable, il est en même temps obstiné, entêté et puéril. Il devient cynique, n'a plus de moralité. Son affection pour les siens n'existe plus. Son indifférence à tout ce qui l'entoure est complète.

En plus de cet affaiblissement intellectuel, il présente d'ordinaire une certaine excitation et des idées délirantes absurdes, qui sont soit des idées de grandeur, de richesses, soit des idées hypochondriaques ; ces dernières plus fréquentes chez la femme.

Mais beaucoup de paralytiques généraux évoluent sans jamais avoir d'idées délirantes.

Dans le domaine physique, on constate de l'incoordination motrice des muscles des membres ; le malade marche mal, se tient mal en équilibre. Les mains et la langue tremblent et la parole présente un embarras caractéristique, qui fait que le malade ne peut ni prononcer correctement, ni apprendre à prononcer certains mots longs et difficiles.

Consécutivement à cette période, le malade s'affaiblit progressivement ; il ne peut bientôt plus se tenir debout, et on est obligé de l'aliter A ce moment les sphincters fonctionnent mal et le gâtisme survient.

L'apparition du gâtisme inaugure la période terminale, qui s'achève dans l'impotence des membres, l'amaigrissement et la cachexie.

La paralysie générale s'accompagne à toutes les périodes d'ictus, vulgairement attaques.

Les ictus se présentent sous deux formes : apoplectiques et épileptiques, qui d'ailleurs, toutes les deux, peuvent mettre fin brusquement à la vie.

Les ictus apoplectiques affectent tous les degrés dont le plus élevé est l'attaque d'apoplexie brusque avec perte de connaissance, ronflement, coma, état grave consécutif.

D'autres fois ce sont seulement des étourdissements, des vertiges, au cours desquels le malade peut tomber et se blesser. Il présente fréquemment, après ces attaques, des paralysies plus ou moins complètes d'un ou de plusieurs membres. Ces paralysies partielles disparaissent d'ailleurs au bout de peu de temps.

Souvent ces ictus passent inaperçus ; mais le

matin on constate que le malade « penche à droite » ou « à gauche », ce qui indique un déficit moteur, une paralysie de ce côté.

Les ictus épileptiques rappellent les attaques d'épilepsie vraie.

Ces attaques peuvent survenir à l'occasion d'une constipation. Aussi veillera-t-on à ce que les paralytiques aillent à la selle chaque jour.

La paralysie générale est une maladie de durée relativement courte, si on n'envisage que le séjour à l'asile, qui ne dépasse pas souvent cinq ans.

Un état mental analogue à celui du paralytique se rencontre chez les vieux affaiblis par l'usure du système circulatoire ou chez des malades plus jeunes qui ont eu une attaque d'apoplexie et qui en conservent les traces dans la paralysie définitive d'un membre ou d'un côté.

L'affaiblissement intellectuel est ici inégal.

Dans le domaine de la mémoire, certains vieillards se souviennent très bien de toute leur enfance, qui ne peuvent dire ce qu'ils ont mangé la veille. D'autres sont incapables de se souvenir de leur adresse ou de leur identité et se trouvent classés inconnus, quoique possédant une foule d'autres souvenirs exacts. Mais ces malades diffèrent essentiellement du paralytique en ce qu'ils ont conscience de leur situation, qu'ils en souffrent beaucoup. Leur caractère s'aigrit et ils deviennent vite acariâtres ou hostiles, appréciant très mal les services qu'on peut leur rendre. Ils présentent souvent une vive excitation nocturne, pendant laquelle ils deviennent très turbulents et troublent la tranquillité des dortoirs.

L'apoplexie laisse parfois comme trace ce qu'on appelle aphasie.

L'aphasie est la suppression du langage articulé. Il ne faut pas confondre le muet et l'aphasique, l'un n'ayant jamais parlé, l'autre ayant perdu la parole. D'ailleurs l'aphasique peut ne pas perdre toute faculté de parler, mais seulement la faculté d'exprimer ses idées par des mots correspondants ; en d'autres termes, il a oublié les mots qui correspondent aux idées.

L'aphasie coexiste souvent avec l'hémiplégie, c'est-à-dire la paralysie des muscles d'une moitié du corps.

Ces différentes infirmités sont causées par l'apoplexie, c'est-à-dire par des troubles aigus de la circulation cérébrale, congestion ou hémorragie, embolie.

Frappé d'un ictus apoplectique, le malade perd connaissance et tombe inerte ; il est immobile, le pouls est plein, la respiration ronflante. Les membres sont mous et la tête regarde à droite où à gauche.

Quelques heures après, l'état comateux se dissipe ; mais les membres d'un côté du corps sont paralysés et la parole est bredouillante. Quelquefois le malade reste aphasique. Parfois apparaissent des crises convulsives analogues à celles qu'on constate dans l'épilepsie.

L'épilepsie est une affection qui peut relever de causes très diverses : l'alcool, le plomb, l'absinthe, une tumeur cérébrale.

Elle est caractérisée par la présence de crise et à l'asile par un état mental particulier aux épileptiques internés.

La crise d'épilepsie est brusque, quelquefois annoncée par des sensations vagues : bourdonnements d'oreille, éblouissements, etc., tremblements ou souvenir pénible; c'est l'Aura.

La face devient pâle, le malade pousse un cri bref, perd connaissance et tombe si vite que la chute se produit n'importe où, dans l'eau ou dans le feu.

Immédiatement, les muscles se raidissent et se contractent, les yeux se révulsent, la langue est mordue, l'urine émise involontairement ; apparaissent ensuite des secousses de plus en plus fortes ; le malade écume, la respiration ronfle. Enfin les membres deviennent peu à peu immobiles et le malade s'endort d'un profond sommeil dont il se réveille brisé, la tête douloureuse.

En présence d'une attaque d'épilepsie, l'infirmier devra soit étendre le malade sur la terre, ne pas le laisser sur la pierre ou le ciment, soit le porter sur un matelas avec l'aide d'un collègue. Il doit en effet se souvenir des différents temps de la crise d'épilepsie et que, à un moment donné, celle-ci provoque des secousses musculaires extrêmement intenses, pendant lesquelles le malade peut se blesser grièvement s'il se trouvait entouré de corps durs. Il faudra veiller, si le malade est couché sur un lit, à ce qu'il ne se frappe pas contre les barreaux de fer.

Au début de la crise, l'infirmier devra desserrer le col, la ceinture et le corset des malades, car il se produit à ce moment de violentes contractions musculaires qui augmentent considérablement le volume de la poitrine et du cou et peuvent déterminer soit l'arrêt de la circulation sanguine dans la tête, soit l'asphyxie si le malade porte par exemple un faux col trop serré.

Pendant la crise, l'infirmier veillera à ce que la langue du malade ne se trouve pas engagée entre les dents. Dans ce cas, il introduira entre les mâchoires un morceau de bois dur, en forme de coin, sans cependant agir trop violemment et sans briser les dents du malade.

La langue peut se trouver parfois engagée dans le pharynx déterminant alors un commencement d'asphyxie; l'infirmier ouvrira la bouche comme il a été dit ci-dessus et saisira la langue avec une compresse ou une pince pour la ramener au dehors. Il aura soin de ne pas se laisser prendre les doigts par les mâchoires violemment contractées.

Les veilleurs pendant la nuit devront particulièrement surveiller les épileptiques et ne pas les laisser coucher sur le ventre. De nombreux cas d'asphyxie ont été en effet observés chez les épileptiques dont les orifices respiratoires s'étaient trouvés, pendant une crise nocturne, obstrués par l'oreiller ou le traversin sur lequel ils étaient couchés.

Dans aucun cas, chez les épileptiques, on n'essaiera des manœuvres telles que jet d'eau froide sur la figure, flagellation avec une serviette mouillée, claques sur les parties charnues. Ces procédés, utilisés dans la syncope, ne feraient ici qu'augmenter la violence de la crise convulsive.

Indépendamment de ces grands accès convulsifs, l'épilepsie peut produire des *vertiges* aboutissant à la perte de connaissance et à la chute avec quelques secousses musculaires, mais très courtes, des *absences*, obnubilation passagère avec pâleur subite, au cours desquels le malade peut commettre des crimes ou se sauver, faire des fugues.

Tous ces faits sont caractérisés par une amnésie absolue de tout ce qui s'est passé pendant la crise ou l'absence.

A l'asile, les épileptiques internés l'ont été parce qu'ils présentent des troubles mentaux spéciaux à cette maladie, mais qu'on ne rencontre pas chez tous les comitiaux.

Ces troubles accompagnent d'ordinaire les crises convulsives et ne sont pas conservés par la mémoire du malade. Ils se présentent chez certains sous la forme d'une excitation violente dans laquelle le malade entre brusquement dans une colère furieuse, brise tout, frappe et injurie tout le monde, sans reconnaître personne. Ces malades sont les plus dangereux, car, possédés par une fureur aveugle, ils semblent ne pas avoir conscience du danger et ne connaissent point d'obstacles.

Chez d'autres, des impulsions soudaines, brusques, indépendantes des circonstances extérieures, dont le malade n'a pas conscience.

Il peut alors être poussé à la fugue, à l'exhibitionnisme, au suicide, à l'homicide, à l'incendie. Ces impulsions sont souvent suivies d'un sommeil profond.

Enfin le comitial peut présenter des accès de stupeur avec confusion mentale dans lesquels il ne reconnaît ni les lieux ni les personnes.

Tous ces phénomènes mentaux graves aboutissent fréquemment à une forme particulière de démence, qui s'accentue à mesure que les accès se renouvellent.

Très fréquemment les attaques épileptiques n'ont pas exactement la forme classique que nous venons de décrire. D'ailleurs, il existe deux catégories de sujets chez lesquels on retrouve des attaques convulsives se rapprochant des attaques d'épilepsie, attaques qui sont dues en grande partie à la simulation.

Nous voulons parler ici des hystériques, qui peuvent présenter les convulsions les plus variées, les plus surprenantes et les plus atypiques, mais qui en général se sentent tomber, évitent la chute brusque et ses conséquences et se souviennent de tout ce qui s'est passé autour d'eux pendant leur crise.

Dans une autre catégorie sont les simulateurs qui, pour un motif ou pour un autre, ont intérêt à se faire passer pour épileptiques. Malgré qu'ils imitent très bien les crises d'épilepsie vraie, dont ils ont souvent lu la description, il est rare qu'il se blessent profondément dans leur chute et qu'ils se fassent de sérieuses morsures à la langue, comme c'est le cas chez les véritables épileptiques.

TROUBLES SOMATIQUES CHEZ LES ALIÉNÉS

Ainsi que nous venons de le voir, les maladies mentales se composent de symptômes purement psychiques et de symptômes physiques. Elles s'accompagnent de modifications dans les diverses fonctions de l'organisme.

Les fonctions digestives sont les plus troublées. La mélancolie, les états toxiques, la paralysie générale coexistent fréquemment avec un état saburral de la langue, de l'embarras gastrique ou une entérite.

La constipation est presque la règle chez les femmes mélancoliques et chez les vieillards. Elle peut être la cause d'attaques diverses.

La dysenterie survient parfois épidémiquement, l'infirmier doit en connaître les selles diarrhéiques, glaireuses, grasses. Enfin certains malades ne peuvent retenir leurs excréments et deviennent gâteux.

L'appétit est souvent exagéré chez les paralytiques et les idiots. Leur voracité est extraordinaire et leur fait courir de grands dangers.

Il est diminué chez les mélancoliques, qui souvent refusent de s'alimenter. Ce refus d'aliments peut n'être qu'apparent, les malades mangeant en cachette.

D'autres malades ont le goût perverti et mangent toute sorte de choses étranges. Les vieux déments et les agités ont une prédilection pour les matières fécales. Les dangers qu'occasionnent une telle absorption sont multiples et seront évités en tenant les malades nettoyés et propres.

Les fonctions urinaires sont également perverties. La quantité d'urine augmente ou diminue (épileptiques); elle est émise souvent involontairement (épileptiques). La glycosurie et l'albuminurie sont fréquentes.

Les fonctions génésiques sont également modifiées. Chez les femmes, les règles sont irrégulières ou manquent. La puberté ou la ménopause sont des moments favorables à l'éclosion des troubles mentaux.

Chez l'homme, l'impuissance génitale décèle fréquemment les graves affections du système nerveux, tabès ou paralysie générale.

Enfin les perversions sexuelles sont presque

la règle chez les idiots ou les déséquilibrés. Elles peuvent traduire des désordres variés du système nerveux ou des lésions locales des organes génitaux.

Nous n'insisterons pas sur la masturbation à laquelle se livrent beaucoup de malades. A l'asile, celle doit être considérée comme un exercice épuisant et doit être étroitement surveillée.

Les troubles du sommeil sont un des symptômes constants du début des maladies mentales. L'insomnie peut même être absolue (excités maniaques) pendant plusieurs jours. Cette insomnie est quelquefois d'origine hallucinatoire.

Le retour du sommeil fait en général prévoir une amélioration de l'état morbide.

Certains malades ne délirent que pendant la nuit, dans un état confusionnel analogue à celui qui précède le sommeil. Ces délires, dont le délire subaigu alcoolique est le type, ont été également rapprochés des états de rêve et appelés délires oniriques pour cette raison.

Enfin le sommeil peut être tout à fait anormal. Il peut se prolonger pendant des semaines ou des mois comme chez les dormeuses hystériques, ou laisser au malade la faculté de se mouvoir comme dans le somnambulisme.

La peau des aliénés est souvent le siège de troubles de la nutrition ou de la vascularisation. Les plus fréquents et les seuls importants sont l'othématome et les escarres.

L'othématome est une tumeur grosse à peu près comme une noix, plus ou moins dure, siégeant sur la partie supérieure du pavillon de l'oreille. C'est en général l'oreille gauche qui en est atteinte. Il résulte des études faites à ce sujet que l'on peut considérer l'othématome comme une lésion toujours traumatique, c'est-à-dire consécutive à un coup reçu par le malade, une gifle le plus souvent appliquée solidement avec la main droite sur la joue et l'oreille gauches. L'othématome est une de ces lésions qui doivent disparaître des services d'aliénés avec l'application des nouveaux procédés de douceur.

L'escarre survient surtout chez les malades gâteux et alités. Cependant, quelquefois, elle peut se présenter chez un malade debout, à la suite d'une attaque.

Elle siège un peu partout sur le corps, mais de préférence aux endroits susceptibles de recevoir des contusions (coude) et surtout aux points qui subissent des frottements et des pressions prolongés (fesses).

On a distingué les escarres aigus et les escarres chroniques et, suivant les sièges les plus fréquents, les escarres sacrées et les escarres fessières.

Dans l'escarre aiguë fessière, le malade en général a eu une attaque les jours précédents. Une forte rougeur diffuse et foncée a envahi une fesse. La peau est dure et gonflée. Au centre de cette plaque se développe une ecchymose plus ou moins régulière, plus ou moins étendue. L'épiderme s'y soulève en grosses vésicules, en bulles, remplies par du liquide. Puis l'épiderme se déchire. La peau a alors une teinte brune, puis noire formant une croûte épaisse, autour de laquelle va se creuser le sillon éliminateur, démarcation entre le mort et le vif. Tout autour les téguments sont gonflés, rouges, chauds, enflammés.

La plaque ainsi mortifiée peut tomber et il reste une plaie dans laquelle les muscles peuvent être à nu et que baigne un liquide fétide.

Les mêmes phénomènes peuvent se présenter au sacrum, c'est-à-dire à cette région qui s'étend au-dessus et entre les fesses, au bas du dos. L'escarre a alors une forme triangulaire à sommet inférieur. Cette escarre sacrée peut s'installer brusquement ou d'une façon insidieuse. Elle évolue en général très vite.

L'escarre chronique se produit un peu partout,

talons, fesses, etc., sous l'influence d'une pression prolongée, au contact de l'urine ou des matières fécales. Ce sont des écorchures épidermiques qui, par suite de la déchéance de l'organisme, ont tendance à s'infecter secondairement.

Un furoncle, un grattage, une contusion légère peut être la cause de cette variété d'escarre.

Contrairement aux escarres aiguës, elles ne tiennent pas à la maladie, mais à la négligence qu'on apporte aux soins des malades.

On voit tout de suite combien il est important, pour éviter la production de ces phénomènes, de manipuler les malades alités et surtout les gâteux avec les plus grandes précautions et la plus grande délicatesse, afin d'éviter toutes les menues blessures de l'épiderme, qui nécessiteront dans la suite des soins compliqués, si elles dégénèrent en escarres.

Tandis que les escarres aiguës se produisent après une attaque et évoluent sans qu'il soit possible de modifier la marche de la lésion, l'escarre chronique est rapidement améliorée par un traitement hygiénique quelconque.

Les escarres, de quelque nature qu'elles soient, doivent être rares dans un service. Les escarres aiguës sont rares d'elles-mêmes; les chroniques doivent être évitées par des soins de propreté en ne laissant pas macérer les malades dans les produits de gâtisme, ou tout au moins en les signalant aussitôt qu'elles se produisent, afin qu'on puisse les traiter et les guérir au plus vite.

LES ACTES DES ALIÉNÉS

Ici nous n'envisagerons pas les troubles de l'activité, si variés chez les aliénés, nous ne parlerons que des actes nuisibles qu'ils sont susceptibles de commettre à l'asile contre eux-mêmes, les autres malades ou le personnel.

Les infirmiers doivent en être avertis pour pouvoir se protéger eux-mêmes et garantir les malades contre les violences possibles.

La manifestation morbide la plus banale des troubles de l'activité est ce qu'on appelle l'agitation (états maniaques), au cours de laquelle le malade vocifère, gesticule et passe avec une rapidité déconcertante de l'idée à l'acte, de la menace à la violence.

Le malade peut chercher à se nuire à lui-même soit en se mutilant, soit en se suicidant.

Les automutilations sont variées; les plus dangereuses et les plus fréquentes sont celles qui lèsent les organes génitaux. Sous l'influence d'idées de persécution, d'hallucinations, certains malades se lient la verge, se garnissent le vagin ou l'anus de corps étrangers. Des mystiques peuvent se sectionner les organes génitaux. D'autres s'entortillent dans des chiffons ou dans des couvertures, croyant se mettre ainsi à l'abri des manœuvres érotiques qui les menacent. Gardant ces objets nuit et jour, ils deviennent ainsi gâteux, et on doit employer la force pour les débarrasser de leurs ordures.

Certains malades croient se punir et se soustraire aux idées de culpabilité qui les obsèdent.

Le suicide est un des actes morbides le plus fréquent à l'asile.

Il survient chez le mélancolique triste, déprimé, atone. Il faut toujours se méfier, surtout à l'entrée, de ces malades qui semblent ne pouvoir bouger, être incapables d'un effort et qui, en réalité, font preuve d'une énergie et d'une imagination extraordinaires dans la conception et la réalisation de leurs moyens de suicide.

Les procédés les plus inattendus sont mis en jeu. Le plus fréquent est la strangulation, pour laquelle les malades emploient toutes sortes d'objets. On en a vu s'étrangler avec des liens de paille, avec des débris de couverture, parfois même avec leurs mains. C'est pendant la nuit que la surveillance doit redoubler, car parfois c'est sous le drap de lit, avec un débris de chemise déchiré sans bruit que le mélancolique peut mettre fin à ses jours. Nous citons pour mémoire seulement l'étouffement par un oreiller ou l'absorption de matières laineuses, la noyade, les blessures par armes piquantes et les empoisonnements de toute nature.

La pendaison est très fréquente. Il n'est pas nécessaire pour qu'un individu soit pendu et meure que ses pieds touchent le sol et qu'il soit suspendu complètement. Les cas sont nombreux dans lesquels la mort est survenue très vite malgré que la plus grande partie du corps reposât sur le sol. C'est ainsi qu'on trouve beaucoup d'aliénés pendus sous le sommier métallique ou les traverses de leur lit.

Les suicides sont également nombreux chez les vieillards et, dans ce dernier cas, ils peuvent survenir brusquement, sans qu'on en ait été averti antérieurement par les propos du malade, et à la suite d'une petite contrariété.

Il nous faut mettre en garde l'infirmier contre un sentiment qui lui ferait retarder un instant son intervention dans un suicide, en croyant ainsi punir le malade de sa tentative désagréable par la souffrance qu'il endure. La punition ne doit jamais être employée à l'asile. De plus, en agissant ainsi, on arrive en général trop tard pour empêcher la mort. Enfin les souffrances physiques que les malades éprouvent à ce moment sont comme des plaisirs, des satisfactions vis-à-vis des douleurs morales qu'ils ont endurées.

Jamais non plus un infirmier ne doit se laisser influencer par cette idée que peut-être vaudrait-il mieux laisser accomplir le suicide, dans l'intérêt même du malade si souffrant. L'infirmier ne connaît pas la situation sociale du suicidé, de l'existence duquel dépend parfois l'existence matérielle de toute une famille et qui souvent est guérissable.

L'homicide est un fait heureusement rare à l'asile, mais dont il faut toujours envisager la possibilité. Une surveillance stricte des outils en fer, de jardinage ou de serrurerie, la numération quotidienne des fourchettes et couteaux, la visite fréquente des lits et des vêtements des malades sont la meilleure des précautions contre l'homicide.

Un aliéné peut frapper un infirmier ou un autre malade. Ce ne sont pas les malades violents d'ordinaire, agressifs, qui sont à redouter. Ceux-là sont placés dans des quartiers où, en général, le nombre d'infirmiers est suffisant et où on ne doit jamais les aborder seuls.

La plupart des accidents qui surviennent à l'asile sont le fait de malades tranquilles en apparence et qui, de ce chef, ont accès aux ateliers et peuvent échapper plus facilement pendant la journée à la surveillance.

Beaucoup de persécutés sont dans ce cas, surtout s'ils sont très hallucinés. On ne doit jamais les laisser livrés à eux-mêmes pendant longtemps. Ils combinent souvent leurs projets avec beaucoup d'adresse, se procurent des armes, souvent fabriquées à l'atelier, qu'ils cachent soigneusement, et ne frappent en général qu'à coup sûr. Ils savent attendre le moment de la vengeance et endorment ainsi la méfiance du personnel, qu'ils ne mettent jamais au courant de leurs intentions.

Le seul fait qui puisse prémunir contre un accident de cette nature est la connaissance des idées délirantes de ces malades persécutés et de leurs hallucinations.

Les épileptiques à crises rares ou remplacées par des troubles mentaux font courir aussi de grands dangers. Ces malades présentent des périodes pendant lesquelles ils n'offrent aucun accident pathologique. Il serait barbare de les tenir enfermés pendant ce temps. Mais la crise ou l'excitation survient chez eux soudainement. Si à ce moment ils ont entre les mains un marteau ou une pioche, ils frappent avant qu'on ait pu les arrêter.

Contrairement au persécuté qui choisit sa

victime, l'épileptique tue le premier venu sans distinguer, quelquefois, la personne la plus rapprochée.

Jamais un épileptique interné, quelque rares que soient ses attaques, ne devrait être employé à des occupations nécessitant des outils susceptibles de devenir des armes. On les éloignera soigneusement de la serrurerie, chaufferie, jardin, menuiserie, etc., pour n'être utilisés qu'aux besognes purement manuelles et sous une surveillance constante.

Les autres meurtres sont des exceptions et dus en général à la négligence ou à l'imprudence du personnel. Il ne devrait pas oublier que les aliénés placés d'office à l'asile l'ont été parce qu'à un moment de leur vie, ils sont devenus dangereux pour la sécurité publique.

La plupart des aliénés ont mauvais caractère. Ils sont bizarres, irascibles, versatiles : les vieillards sont turbulents, la nuit ; les maniaques sont ironiques, malveillants, moqueurs.

Ces modifications du caractère font que les aliénés s'entendent difficilement entre eux. On a répété souvent qu'ils étaient des égoïstes. Cet égoïsme empêche que puissent se former à l'asile des complots analogues à ceux qui éclatent dans les prisons. Les jeunes déséquilibrés, pourvus d'un passé judiciaire, essayent quelquefois d'en fomenter, mais ne réussissent pas souvent.

Au contraire les disputes et les querelles sont particulièrement fréquentes avec un tel état d'esprit. C'est à l'infirmier de garde d'intervenir aussitôt qu'il les voit se produire et autant que possible d'en éviter les causes.

L'incendie est un fait médico-légal qui amène fréquemment des malades à l'asile. Les précautions élémentaires de surveillance éviteront cet accident.

En effet on ne doit jamais laisser aux malades d'allumettes, surtout dans leur cellule, et l'on doit absolument éviter qu'ils fument pendant la nuit.

TROISIÈME PARTIE

PETITE CHIRURGIE

CHAPITRE I

PANSEMENTS

On entend par pansement toute application méthodique de moyens propres à amener la guérison d'une plaie, en la protégeant contre les violences extérieures.

Pour faire les pansements, il faut un certain nombre d'objets : les instruments, les matériaux de pansements et les topiques.

Les instruments les plus usuels sont : deux paires de ciseaux à pointe mousse, l'une droite, l'autre courbée sur le plat, un stylet, un porte-mèche, une pince à disséquer, un rasoir, une sonde cannelée, quatre pinces à forcipressure.

Des bassins en tôle émaillée sont également indispensables pour contenir les objets.

Les instruments sont d'ordinaire entièrement métalliques. Ils doivent être stérilisés avant chaque intervention. La stérilisation s'obtient par la chaleur ou par les antiseptiques chimiques.

Quelle que soit la méthode employée, il faut procéder à un long et minutieux brossage avec de l'eau chaude ayant bouilli longtemps et le savon mou de potasse. Les lames des bistouris seront frottées avec un tampon d'ouate hydrophile ou un linge fin imbibé d'éther ou d'alcool.

Le procédé le plus simple de stérilisation est l'ébullition. On se sert d'une casserole, d'une marmite ou d'une poissonnière propres. On dispose dans le fond du récipient un linge propre ou une compresse pour ménager les pointes et les tranchants.

On fait bouillir l'eau avant d'y plonger les instruments. On emploie de préférence à l'eau simple l'eau additionnée de 2 0/0 de carbonate de soude ou cristaux de soude. L'ébullition doit être prolongée quinze minutes au moins, le récipient couvert. Après toute opération, les instruments subiront un nettoyage minutieux. Les plateaux, cuvettes, bocaux, etc., seront brossés au savon, rincés à l'eau bouillie et à la lessive de soude, lavés et flambés à l'alcool. Les récipients en verre seront lavés avec une solution d'acide sulfurique et rincés à l'eau bouillie froide.

Matériaux de pansement. — Le plus usuel est le coton dit hydrophile, parce qu'il peut absorber les liquides, tandis que le coton cardé est presque imperméable.

L'ouate hydrophile sert à faire des rouleaux, des boulettes, des bourdonnets, des mèches, etc.

Pour faire les rouleaux ou boulettes, on roule l'ouate dans la paume de la main de manière à obtenir une masse allongée, arrondie, mais souple; très commode pour éponger les plaies. Les bourdonnets sont des boulettes plus serrées qui sont souvent munies d'un ou plusieurs fils, afin qu'on puisse retirer facilement le coton, s'il doit être placé dans une plaie profonde.

La mèche est un amas d'ouate allongé qu'on fait aussi avec de la tarlatane molle, destinée à être introduite dans une plaie profonde pour permettre l'écoulement du pus.

Compresses. — On remplace aujourd'hui les pièces de toile par des compresses de tarlatane qu'on peut plier en plusieurs doubles et auxquelles il est facile de donner la longueur et la largeur voulues. Ces compresses peuvent être stérilisées par l'ébullition ou la vapeur sous pression. On les imbibe quelquefois d'une solution antiseptique.

Les compresses sèches doivent être stérilisées à l'autoclave. Humides, elles seront bouillies pendant une demi-heure dans une solution de sublimé à 10/00 et conservées dans la solution sans les changer de vase. Les compresses ne doivent jamais être prises directement avec les doigts, mais avec une pince ayant elle-même bouilli. — En effet, lorsqu'elles ont été manipulées par les doigts, elles ne sont plus stériles.

La gaze, mousseline ou tarlatane joue un rôle important. Elle est molle ou apprêtée à l'amidon suivant les usages auxquels on la destine. Privée de son apprêt, elle sert à faire les compresses, mèches, etc., aseptiques ou antiseptiques. Apprêtée, elle sert surtout de bandes; dans ce cas, il faut plonger la bande dans l'eau pure et l'exprimer avant de s'en servir, l'appliquer humide. En séchant sur le pansement, l'apprêt conserve la forme du membre et consolide l'appareil.

Les pansements, très variés, sont cependant soumis à un ensemble de règles générales.

Lorsqu'on fait un pansement, il faut avoir soin de placer le malade de telle sorte qu'il puisse garder la même position, sans gêne, pendant toute la durée de l'opération. Il faut au préalable mettre à sa portée tout ce dont on peut avoir besoin. Les pansements doivent être faits vite, mais bien et avec douceur. La plaie, découverte, doit être nettoyée, c'est-à-dire débarrassée du pus qui peut l'encombrer ou des croûtes qui se forment autour d'elle.

Tout pansement doit être appliqué mollement, mais cependant assez serré pour que les mouvements du malade ne le dérangent pas. Il ne faut pas exercer une constriction trop forte, qui pourrait, en entravant la circulation, provoquer la gangrène ou la douleur.

Tout pansement doit être exécuté suivant les principes de la méthode antiseptique comme un ensemble de mesure ayant pour but de *réaliser l'asepsie*, c'est-à-dire de mettre les plaies à l'abri des germes morbides, des poussières qui les contiennent.

On distingue les pansements en :

Pansements secs ;

Pansements humides ;

ou :

Pansements aseptiques ;

Pansements antiseptiques.

Pansements secs. — Les pansements secs aseptiques sont faits avec des matériaux rendus stériles par la chaleur sèche. Ils sont composés :

1° De compresses sèches stérilisées par passage à l'autoclave ;

2° D'une enveloppe d'ouate ou coton stérilisé hydrophile ;

3° D'une bande destinée à maintenir le tout en place.

Ces pansements aseptiques secs sont ceux qui recouvrent les plaies suturées des grandes opérations chirurgicales. Ils nécessitent dans leur confection les mêmes soins d'asepsie que l'opération elle-même.

La stérilisation des mains, indispensable pour le chirurgien et ses aides avant toute opération chirurgicale, l'est également pour l'infirmier qui panse l'opéré, sous peine de voir détruit le résultat opératoire.

Pour se nettoyer les mains en vue d'un pansement aseptique :

1° Nettoyer à sec les ongles et leurs rainures ;

2° Laver et brosser à fond pendant cinq minutes avec du savon blanc et de l'eau aussi chaude que possible, eau ayant bouilli ;

3° Brossage dans l'alcool à 90° pendant deux minutes ;

4° Lavage dans une solution de permanganate de potasse à 1 0/0.

5° Lavage dans une solution de bisulfite de soude à 1 0/0 pour décolorer le permanganate ;

6° Immersion dans l'alcool au sublimé à 20/00. Inutile de s'essuyer les mains, qui sèchent rapidement par l'alcool.

Les régions à opérer seront également nettoyées par un procédé analogue. On rase, savonne et brosse la peau dans les moindres replis. On la frotte ensuite à l'éther, on la rince à l'alcool à 90°, puis au sublimé ou au permanganate-bisulfite.

On évitera d'abuser de la brosse, qui rougit et éraille les téguments et qu'on peut remplacer par une compresse stérilisée.

Le pansement sec aseptique s'applique ainsi :

On couvre la plaie à panser avec les compresses molles de gaze stérilisée en ayant soin que la gaze déborde largement la plaie et qu'elle soit bien à plat sans bourrelets ni plis.

Ces compresses sont tirées de leur récipient et placées sur la plaie à l'aide d'une pince stérile et sans y mettre les doigts. On les recouvre, avec les pinces, de bandes de coton hydrophile stérilisé. On entoure largement avec les mains le membre d'une couche d'ouate et on roule par-dessus la bande de tarlatane empesée humidifiée. Ce pansement peut rester appliqué plusieurs jours et n'être changé que sur avis du chirurgien. Il ne doit pas être douloureux. La température du malade ne doit pas s'élever.

Quelquefois les compresses doivent bourrer une plaie, anfractueuse ou profonde. D'autres fois, elles recouvrent un drain servant à conduire le pus, d'une cavité profonde, à l'extérieur, et à en permettre l'écoulement constant.

Les drains sont des tubes en caoutchouc rouge, mou, plus ou moins gros, plus ou moins longs. Ils doivent être élastiques et flotter sur l'eau.

Pour les maintenir aseptiques, on les soumet à l'ébullition et on les conserve dans une solution antiseptique.

Toujours prendre les drains avec une pince. Les placer dans la cavité, doucement, sans douleur, sans forcer. On doit modifier le calibre des drains suivant la guérison de la plaie.

Les pansements secs peuvent être antiseptiques, c'est-à-dire être faits avec des compresses enduites de substances destinées à détruire les microbes. Les plus employés sont les gazes au salol, iodoformées. Ces gazes peuvent être saupoudrées de corps désinfectants, iodoforme, aristol, etc...

Il faut toujours se rapprocher de l'asepsie la plus complète, même dans ce cas.

Pendant qu'on panse, l'aide doit éviter de toucher directement à aucun des objets de pansement. Il les prendra avec des pinces stérilisées, tiendra les cuvettes ou bocaux, les mains à l'extérieur, sans prendre les bords avec les pouces et sans y tremper les doigts.

Pansements humides. — Ils servent en général pour les plaies infectées. Ils se composent en plus des matériaux de pansements secs d'une enveloppe imperméable destinée à empêcher l'évaporation du liquide du pansement. Cette enveloppe, taffetas ou autre, se place sur la compresse humide qu'elle doit largement déborder entre celle-ci et le coton hydrophile. Les compresses sèches et stérilisées sont trempées dans un liquide et appliquées sur la plaie.

Le pansement humide peut être aseptique ou antiseptique, suivant qu'il est fait avec de l'eau bouillie simple ou avec une solution antiseptique; une des meilleures solutions à employer est celle de sublimé à $\frac{1}{1000}$ ou celle de permanganate de potasse de 1 0/0 à 1 0/00, suivant la tolérance individuelle. L'eau oxygénée étendue d'eau est également un excellent produit.

Les pansements humides sont indiqués dans les cas de plaies très enflammées, très irritées et dans les cas de suppuration visqueuse et abondante. On les place également sur les abcès en évolution pour calmer la douleur et hâter la formation du pus. On s'abstiendra de cataplasmes chauds, qui peuvent provoquer une suppuration trop abondante.

Ces pansements seront faits avec les mêmes précautions d'asepsie que les précédents, surtout si on emploie seulement l'eau bouillie. Le pansement à l'eau bouillie, fait avec une asepsie parfaite, est un des meilleurs moyens qu'on ait pour hâter la cicatrisation de certaines plaies peu infectées et à bords assez réguliers.

Il faut avoir soin de renouveler les pansements humides quotidiennement, car ils s'infectent rapidement et deviennent au bout de quelques heures, un excellent milieu de cultures.

Les cataplasmes sont des sortes de pansements humides formés de bouillies épaisses étendues sur un linge. Il y a beaucoup de variétés de cataplasmes, simples ou composés, froids ou chauds. Certains ont besoin d'être préparés au feu, d'autres auxquels la chaleur enlève leurs propriétés sont préparés à froid. La durée d'application est variable, mais ne doit jamais dépasser quelques heures.

Pour confectionner un cataplasme, on étend la bouillie sur une toile un peu épaisse en une couche uniforme que l'on recouvre d'une compresse de gaze, et c'est cette face de gaze qui est appliquée sur la partie malade.

Tous les cataplasmes doivent être recouverts d'un tissu imperméable pour leur conserver leur humidité.

La température des cataplasmes ne doit pas dépasser 40° centigrades sous peine de brûler.

Quand on applique le cataplasme, il faut avoir soin de le tenir par ses deux bords bien horizontalement pour que la pâte ne coule pas, puis le renverser adroitement sur la partie malade, sans le traîner.

Après l'application, la région, restée humide, doit être essuyée avec un linge sec.

Les cataplasmes émollients sont ceux de farine de lin ou de fécule de pommes de terre. Pour les fabriquer, on prend de l'eau bouillante, on y verse brusquement la farine délayée au préalable dans 100 grammes d'eau froide, on fait jeter un ou deux bouillons en remuant et on retire du feu sans laisser cuire. On peut ajouter au cataplasme certaines substances agissantes, telles que l'opium, sous la forme de laudanum, pour calmer les douleurs, ou la farine de moutarde, pour provoquer une rubéfaction des tissus.

Le cataplasme sinapisé se fait avec un cataplasme ordinaire de farine de lin chaud, saupoudré immédiatement avant l'application d'une couche de farine de moutarde, suivant l'action plus ou moins intense que l'on veut produire. Cette action, d'ailleurs, est augmentée si on laisse le cataplasme plus ou moins longtemps. Les cataplasmes sinapisés ne doivent jamais être de grandes dimensions pour ne pas provoquer de brûlures trop étendues.

Les cataplasmes antiseptiques sont remplacés aujourd'hui par les compresses humides, tièdes ou froides.

DES BANDAGES

On donne le nom de bandages à l'arrangement méthodique d'une ou de plusieurs des pièces de pansement sur une partie du corps.

Les bandages sont simples, composés ou mécaniques.

Le bandage simple est formé par des bandes de toiles appliquées sur les compresses.

Les bandes sont des pièces de linge étroites, beaucoup plus longues que larges; suivant l'indication, elles sont en toile coton, mais le plus souvent, en tarlatane ordinaire qui épouse mieux les formes et rend un peu inutiles les minutieuses descriptions des divers pansements qui, avec les bandes de toile, devraient, pour tenir, être méthodiquement faits.

La bande est roulée sur elle-même.

Pour rouler une bande (*fig.* 1), si l'on n'a pas l'appareil à rouler, on replie sur lui-même quatre ou cinq fois un des chefs ; puis cette portion repliée est roulée en cylindre entre les doigts ; on saisit ensuite entre l'extrémité du pouce, de

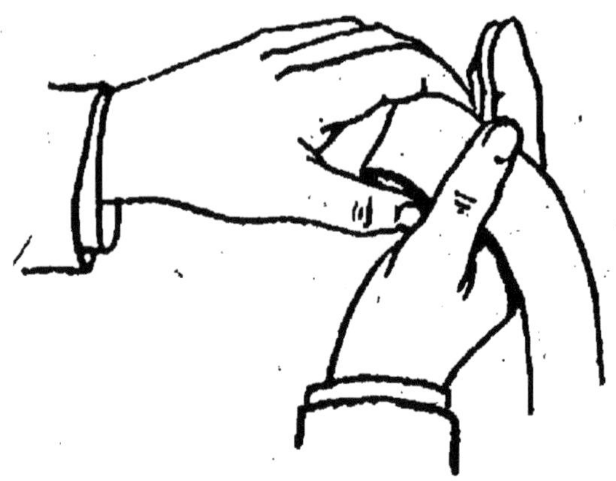

FIG. 1. — Manière de rouler les bandes.

l'index et du médius de la main gauche l'axe de ce petit rouleau ; on dispose entre la base du pouce et l'indicateur de la main droite, placée de champ, la portion déroulée de la bande qu'on laisse pendre. Alors les deux doigts de la main gauche font courir la bande de droite à gauche sur son axe autour duquel le plein de la bande s'enroule successivement, les doigts libres de la main gauche maintenant fixée dans la paume de la main la partie déjà roulée. On continue jusqu'à ce que la bande soit épuisée.

Le chef initial est fixé par une épingle pour empêcher le déroulement. On taille les bandes dans l'étoffe comme dans du papier. La pièce de tarlatane longue de 60 mètres environ, large de 70 centimètres, peut en fournir plusieurs, suivant leur largeur, de 8 à 12 centimètres.

La bande se taille avec un couteau affilé ou un rasoir dans la pièce roulée très serrée et qu'on découpe en tranche de largeur voulue, comme un saucisson.

Manière d'appliquer les bandes. — La main droite prend la bande, le chef à dérouler étant placé en dessous; celui-ci est saisi entre le pouce et l'index de la main gauche, puis appliqué sur la partie du membre où doit commencer le bandage (*fig.* 2). On fixe ce chef par quelques tours de bande circulaires, puis on continue l'application de la bande par des tours de spirale, en obliquant ses jets suivant la direction que l'on veut donner au ban-

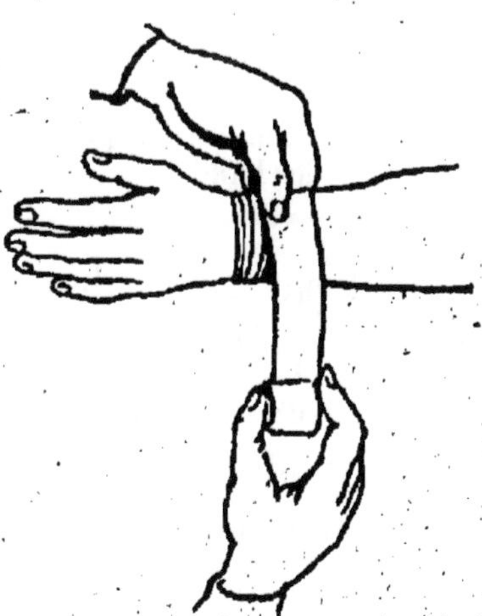

Fig. 2. — Manière d'appliquer les bandes.

dage. Lorsque le globe est épuisé, on arrête la bande en fixant son chef terminal par des épingles. Les épingles doivent être plantées perpendiculairement à la longueur de la bande et leur pointe cachée dans l'étoffe.

Pour que le bandage soit solide, chaque tour de bande circulaire doit recouvrir le tour précédent du tiers ou de la moitié de sa largeur, suivant les cas.

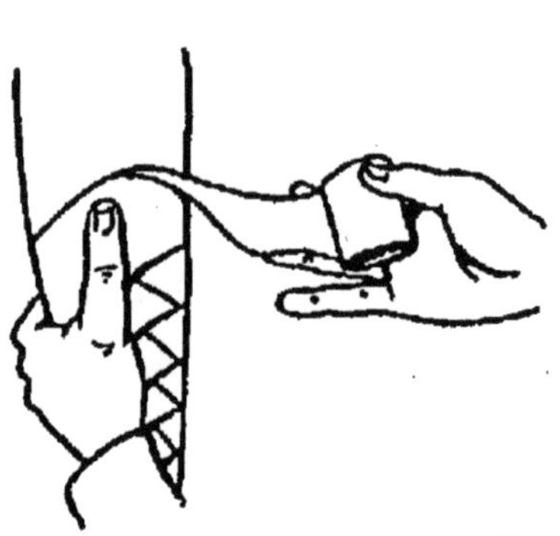

FIG. 3. — Manière d'appliquer les bandes.

Lorsqu'on place une bande sur une partie de forme conique, l'avant-bras par exemple, les jets de bande ne s'appliquent point également par leurs deux bouts : il se forme ce qu'on appelle un godet. On évite les godets en faisant des renversés ; ceux-ci s'obtiennent en repliant obliquement le jet de bande sur lui-même, de la racine du membre vers son extrémité (*fig.* 3).

Pour enlever une bande, on détache l'épingle, on déroule les tours en pelotonnant la bande et en faisant passer la masse pelotonnée successivement d'une main dans l'autre.

Bandages simples. — 1° *Bandages circulaires.* — Les bandages circulaires sont formés de tours de bandes circulaires, perpendiculaires à l'axe du membre; ils se recouvrent à peu près exactement les uns les autres et doivent être médiocrement serrés, pour ne pas arrêter la circulation du sang.

2° *Bandages obliques.* — Ces bandages consistent dans des tours de bande qui se recouvrent plus ou moins, comme les précédents; mais la direction des jets est oblique par rapport à l'axe du membre.

3° *Bandage spiral d'un doigt* (*fig.* 4). — On fait deux circulaires autour du poignet, on passe un jet de bande sur le dos de la main, jusqu'à la base du doigt malade, dont on gagne l'extrémité par une spirale allongée; arrivé là, on décrit deux ou trois circulaires, puis on redescend à la base du doigt par des spirales imbriquées et l'on retourne au poignet, où l'on termine le bandage par des circulaires.

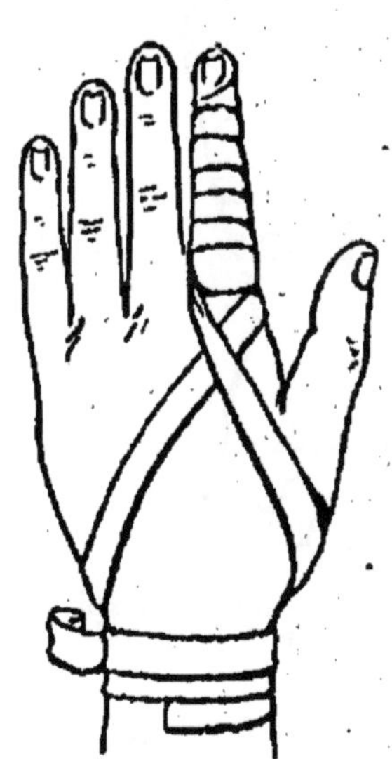

Fig. 4. — Bandage spirale d'un doigt.

4° *Bandage spiral de l'avant-bras* (*fig.* 5). — Fixez le chef initial par deux circulaires autour du poignet; décrivez, en remontant l'avant-bras, des spiraux qui se recouvrent à moitié; comme la partie est conique, faites autant de renversés qu'il est nécessaire, sur la face antérieure ou postérieure de l'avant-

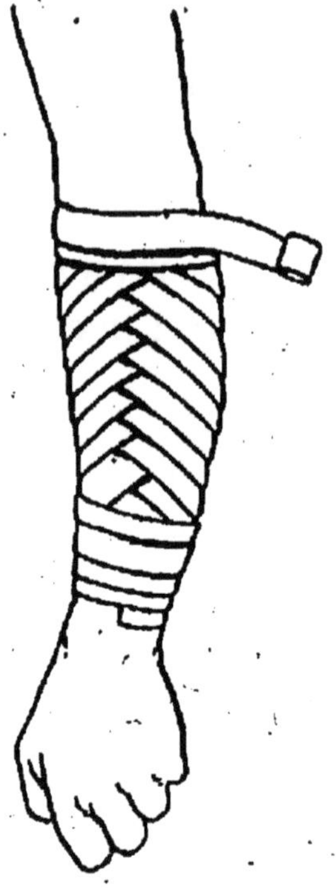

FIG. 5. — Bandage spiral de l'avant-bras.

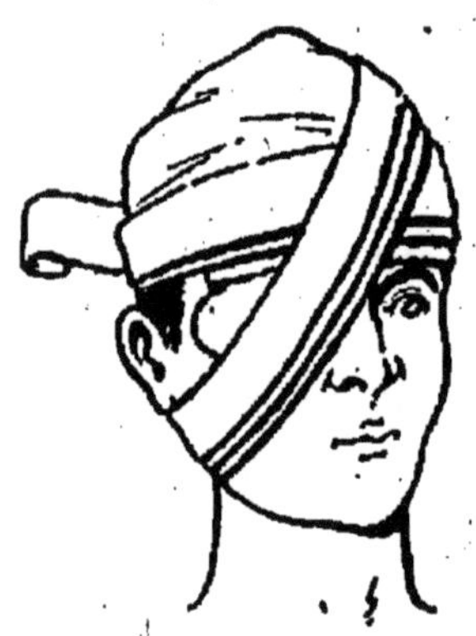

FIG. 6. — Croisé d'un œil ou monocle.

bras, et terminez par des circulaires au pli du bras.

5° *Croisé d'un œil ou monocle* (*fig.* 6). — Fixez le chef initial par deux circulaires horizontaux autour du front et de la tête; dirigez-les de gauche à droite pour recouvrir l'œil gauche et dans la direction opposée pour recouvrir l'œil droit; arrivé à la nuque, portez la bande sous l'oreille du côté malade, sur l'œil qu'il faut recouvrir, sur le front, au-dessus de l'œil sain, au-dessus de la tempe, revenez à la nuque ; répétez deux ou trois fois ces tours obliques, qui doivent se recouvrir aux deux tiers, en alternant avec des tours circulaires autour du front.

6° *Croisé des yeux ou binocle à un globe* (*fig.* 7). — On fixe le chef initial par deux circulaires autour du front, en portant, par exemple, le globe de la bande de droite à gauche et d'avant en arrière; arrivé à la nuque, on le dirige sous l'oreille droite, sur l'œil droit au-dessus de la tempe gauche, vers la nuque, puis vers le front jusqu'à la racine du nez; portez-le ensuite vers la joue gauche, en croisant la bande appliquée sur l'œil droit et en couvrant l'œil gauche de haut en bas, passez sous l'oreille gauche et revenez à la nuque ; décrivez ainsi deux ou trois croisés alternativement sur chaque œil en les imbriquant régulièrement sur la ligne médiane et terminez par des circulaires horizontaux.

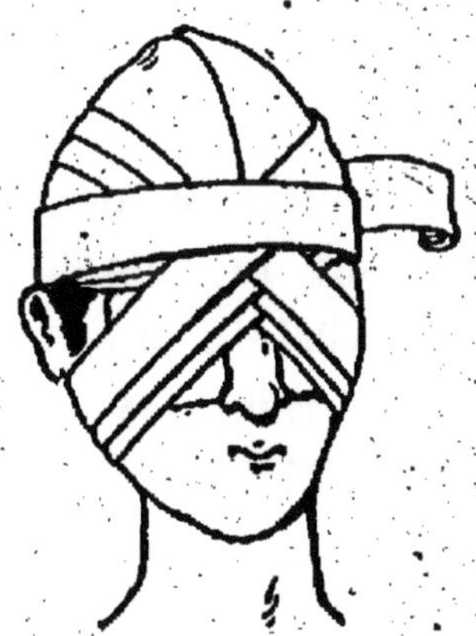

Fig. 7. — Croisé des yeux ou binocle.

7° *Croisé de la tête et de la face* (*fig.* 8). — On décrit deux circulaires horizontaux autour du front et de la tête; on fixe la bande au niveau d'une des tempes avec la main gauche ou mieux avec une épingle, on descend, après avoir renversé mollement la bande, au-devant de l'oreille, sous le menton; on la dirige au-devant de l'oreille opposée, sur le sommet de la tête, puis sur le renversé; on fait ainsi deux ou trois circulaires verticaux complets; revenu à la tempe, on renverse de nouveau la bande, et on termine par des circulaires horizontaux.

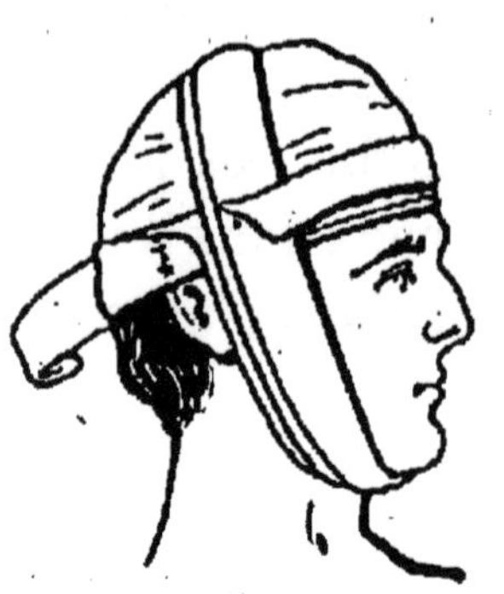

Fig. 8. — Croisé de la tête et de la face.

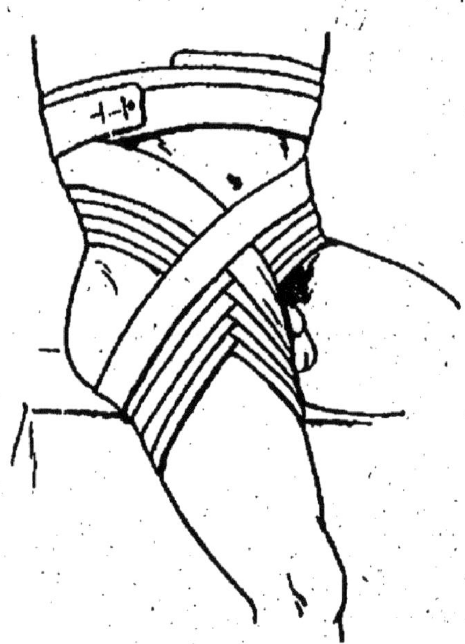

Fig. 9. — Spica de l'aine.

8° *Croisé ou spica de l'aine* (*fig.* 9). — Une bande longue de 8 mètres, large de $0^m,08$, est nécessaire.

Faites deux circulaires horizontaux autour du bassin; dirigez la bande en passant sur l'aine, vers la partie interne de la cuisse; contournez celle-ci, croisez sur l'aine le premier jet de bande; revenez au point de départ en contournant le bassin; après avoir fait un jet circulaire à la ceinture, décrivez les mêmes circuits, jusqu'à épuisement de la bande, en imbriquant de bas en haut les jets de bande, de façon à donner aux croisés faits sur l'aine la disposition de l'épi.

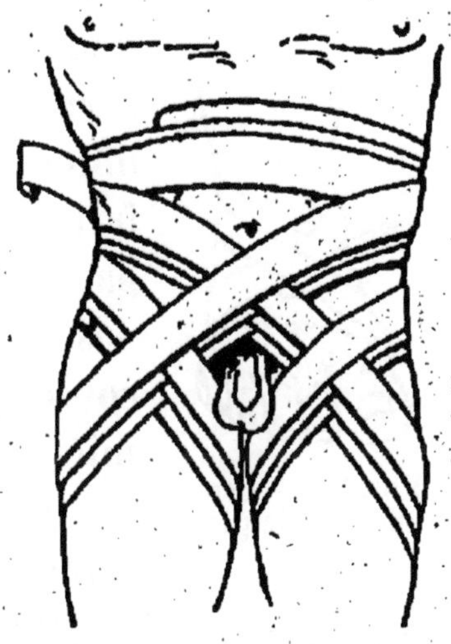

Fig. 10. — Spica double.

9° *Croisé des aines ou spica double* (*fig*. 10). — Une bande longue de 12 mètres, large de $0^{m},08$ ou de quatre travers de doigt, est nécessaire.

Faites deux circulaires autour du bassin en tenant le globe dans la main droite, par exemple; descendez sur l'aine droite, sur le côté, puis en arrière, en dehors, et croisez la première circonvolution, comme dans le bandage précédent; décrivez un circulaire horizontal autour du bassin; descendez sur l'aine gauche, sur le côté externe de la cuisse du même côté; puis en arrière, en dedans, croisez le trajet de bande de l'aine gauche; faites un demi-circulaire postérieur autour du bassin; revenez au point de départ et continuez de la même manière jusqu'à l'épuisement de la bande.

10° *Croisé du cou-de-pied* (*fig.* 11). — Faites deux circulaires médiocrement serrés autour du pied, remontez obliquement sur le cou-de-pied, faites un circulaire autour de la partie inférieure de la jambe; descendez obliquement sur le cou-de-pied en croisant la première circonvolution oblique, et continuez ainsi jusqu'à l'épuisement de la bande que vous arrêterez par des circulaires au-dessus des chevilles.

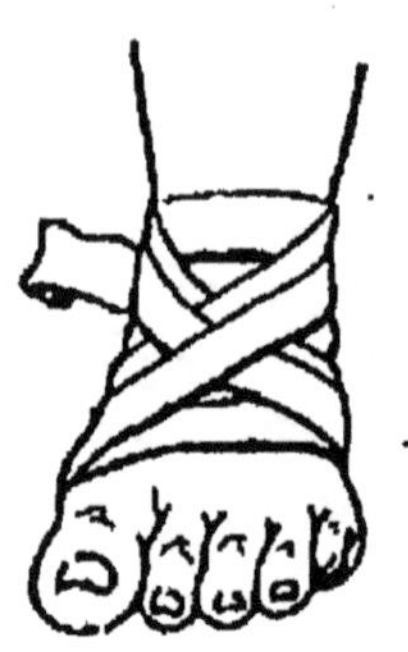

Fig. 11. — Croisé du cou-de-pied.

Au lieu de fixer le chef terminal par une épingle, on peut laisser pendre en dehors du cou-de-pied le chef initial de la bande, et pour finir on le noue avec le chef terminal.

11° *Bandage à entorse* (*fig.* 12 et 13). — Une bande longue de 7 mètres, large de 0m,03, est nécessaire.

Le pied étant entouré d'une couche de coton cardé assez épaisse et bien régulière, le chef initial de la bande est appliqué sur un des côtés du talon aussi en arrière que possible et de façon que ce chef déborde le plus possible le niveau de la face plantaire. Cette bande est ensuite conduite sur la face interne du pied (pied gauche) jusqu'à la naissance du gros orteil. Arrivée là, elle remonte obliquement sur la face dorsale du pied, près de la racine des orteils, croise car-

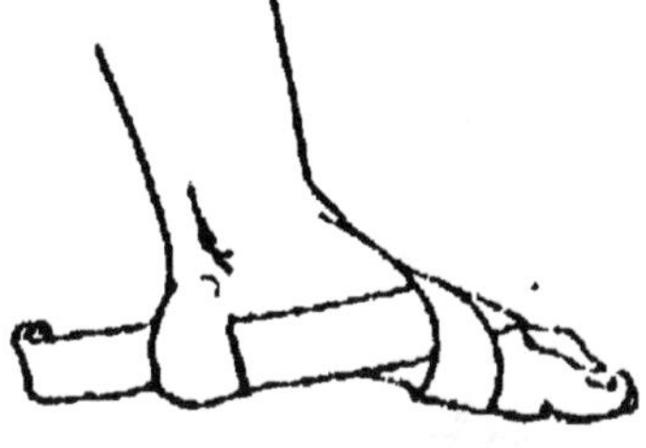

FIG. 12. — Bandage à entorse.

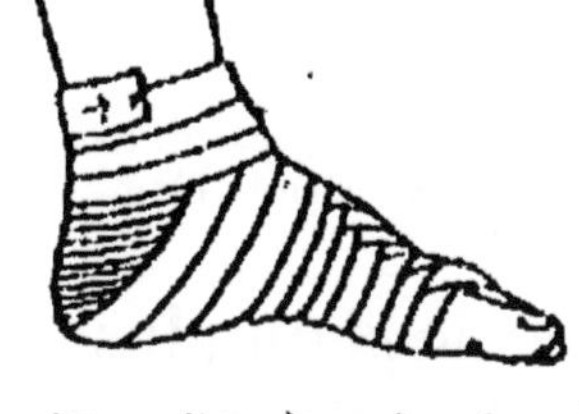

FIG. 13. — Bandage à entorse.

rément la face plantaire qu'elle contourne, pour regagner le côté du talon opposé au point de départ et recouvrir le chef initial de la bande. On continue ensuite les croisés qui se recouvrent aux trois quarts jusqu'à ce que le pied soit entièrement recouvert. On termine enfin par des circulaires au bas de la jambe. (Ce bandage est appelé bandage de Baudens.)

12° *Bandage plein triangulaire de la tête* (*fig.* 14). — Une pièce de linge carrée de 0^{m},90 de côté et pliée en triangle est nécessaire.

Saisissez la pièce avec les deux mains, les quatre doigts par-dessous, le pouce par-dessus et près de la partie moyenne du grand bord qu'on applique sur le front, dirigez vers la nuque les extrémités qu'on entrecroise et qu'on ramène horizontalement sur le front où on les fixe, soit par un nœud, soit avec des épingles; triez sur la partie du triangle pendant à la nuque pour appliquer le plein plus exactement, et relevez-la par dessus le croisé pour la porter au sommet de la tête où elle est attachée avec une épingle.

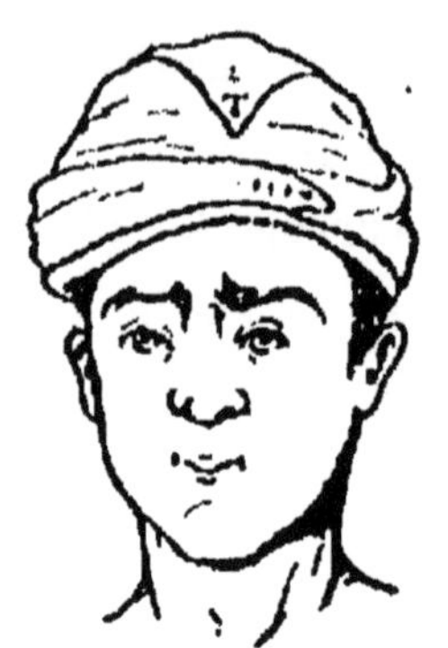

Fig. 14. — Bandage plein triangulaire de la tête.

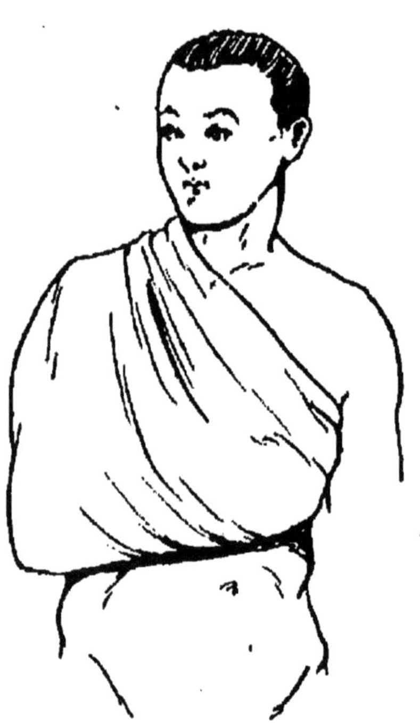

Fig. 15. — Écharpe quadrilatère.

13° *Écharpe quadrilatère* (*fig.* 15). — Une pièce de linge longue de 1m,20, large de 1 mètre, est nécessaire. Entourez la poitrine immédiatement au-dessous des seins avec un des grands côtés de la pièce de linge ; fixez-en les extrémités derrière le dos, soit par un nœud, soit par des épingles, fléchissez l'avant-bras sur le bras et appliquez-le sur la poitrine ; relevez les deux bouts libres de l'écharpe au-devant du coude, de manière à bien soutenir l'avant-bras ; l'extrémité de l'écharpe qui est du côté malade est portée sur l'épaule du même côté ; on roule le bord supérieur qui lui fait suite et on engage l'autre extrémité sous l'aisselle du côté sain ; enfin on la noue en arrière avec l'extrémité qui descend de l'épaule du côté malade.

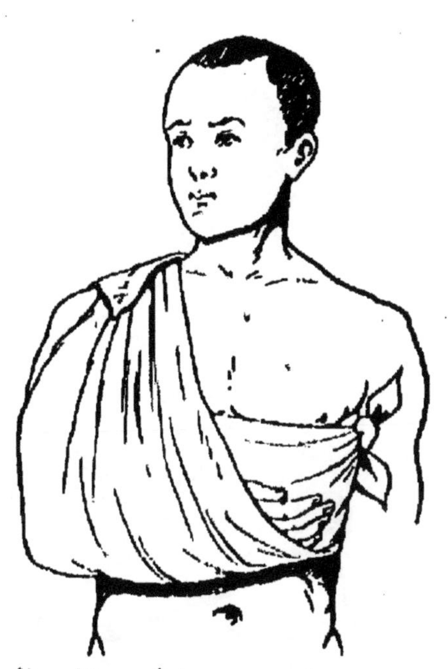

Fig. 16. — Écharpe triangulaire.

14° *Écharpe triangulaire* (*fig.* 16). — Grande écharpe triangulaire du bras et de la poitrine. Une pièce de linge de $1^{m},20$ carré, pliée en triangle, est nécessaire.

Placez la base du triangle horizontalement

au-dessous des seins, portez les deux extrémités en arrière, nouez-les sur le côté du thorax opposé au bras malade, ou fixez-les par des épingles ; relevez les angles du sommet après avoir fléchi l'avant-bras sur le bras, dirigez-les sur l'épaule du côté malade et fixez-les en arrière à la portion horizontale du bandage, après les avoir allongés avec une bande ou un autre lien.

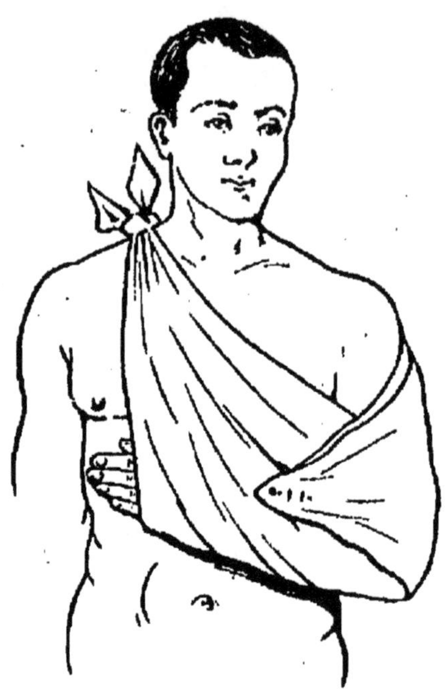
Fig. 17. — Écharpe oblique.

15° *Écharpe oblique* (*fig*. 17). — Une pièce de linge de 1 mètre carré est nécessaire.

Placez la base du triangle sous l'avant-bras, fléchi à angle aigu, le sommet correspondant au coude ; relevez obliquement les deux chefs, l'un en avant du bras, de l'avant-bras et de la poitrine, l'autre derrière le bras et le dos, jusqu'au dessus de l'épaule du côté sain, pour les nouer ensemble sur cette région ; repliez en avant le sommet du triangle et fixez-le par une épingle sur le chef antérieur.

10° *Écharpe moyenne ou ordinaire* (*fig.* 18). — Une pièce de linge de 1 mètre carré, pliée en triangle, est nécessaire.

Placez la base du triangle sous l'avant-bras fléchi, le sommet dirigé vers le coude; relevez les deux chefs que vous nouez derrière le cou, en faisant passer l'antérieur sur l'épaule saine, le postérieur sur l'épaule malade. Si l'on veut embrasser le coude, on replie le sommet entre le plein et l'avant-bras; dans le cas contraire, contournez le coude d'avant en arrière et fixez-le au plein, entre le bras et la poitrine.

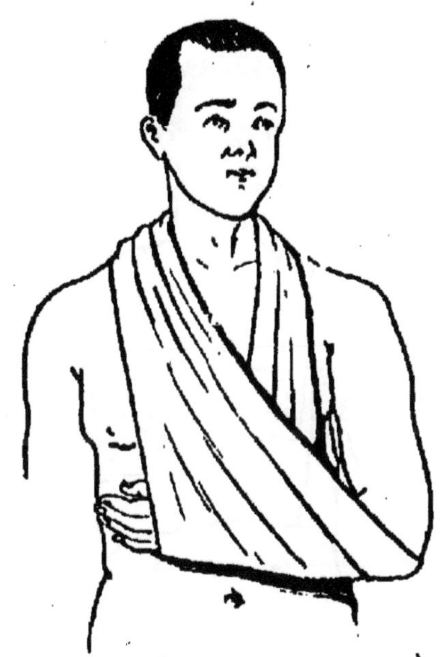

FIG. 18. — Écharpe moyenne ou ordinaire.

Petite écharpe. — Une grande compresse, pliée deux ou trois fois longitudinalement sur elle-même et repliée en travers dans le milieu de sa longueur, est nécessaire.

Engagez la main ou le poignet dans l'anse

que forme cette compresse repliée, et fixez les deux extrémités aux vêtements du malade par des épingles ou par un point de couture.

Bandages composés. — *Bandages de corps* (*fig.* 19). — Pièce de linge de forme rectangulaire, faite avec deux épaisseurs du tissu, réunies à leur bord par une couture en surjet; elle doit avoir $0^m,20$ de hauteur et une longueur égale à une fois et demie la circonférence de la poitrine. Sur le milieu d'un de ses grands bords sont cousues deux bandes de $0^m,50$ de long et de $0^m,04$ de large; ces bandes portent le nom de scapulaires.

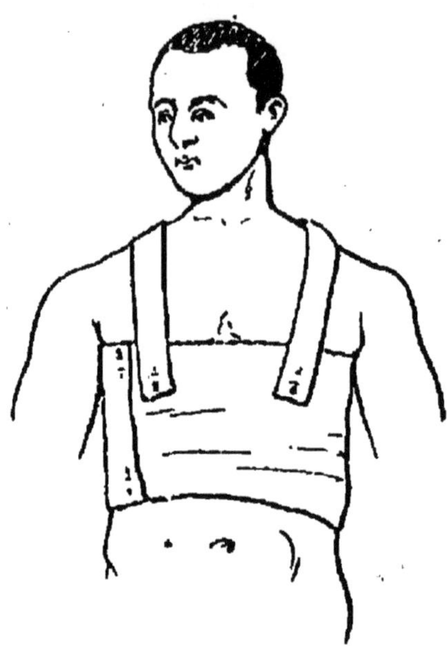

FIG. 19. — Bandage de corps.

Pour l'application, placez sur le dos le milieu du bandage, ramenez les extrémités sous les bras et sur le devant de la poitrine, où vous les fixez l'une sur l'autre avec plusieurs épingles, relevez les scapulaires sur les épaules d'arrière en avant, et fixez-les encore avec des épingles sur la pièce de linge.

Ce bandage peut s'appliquer aussi sur le ventre ; seulement, pour l'empêcher de remonter, on dirige les petites bandes, qui perdent le nom de scapulaires et prennent celui de sous-cuisses, en dedans de chaque cuisse, et on les fixe sur le devant du bandage.

Fronde (*fig.* 20). — Les frondes sont des bandages formés d'une pièce de linge plus longue que large, et fendue à ses deux extrémités, jusqu'à quelques travers de doigt du milieu de sa longueur, en deux ou trois parties que l'on nomme chefs ; la partie moyenne, non découpée, porte le nom de plein.

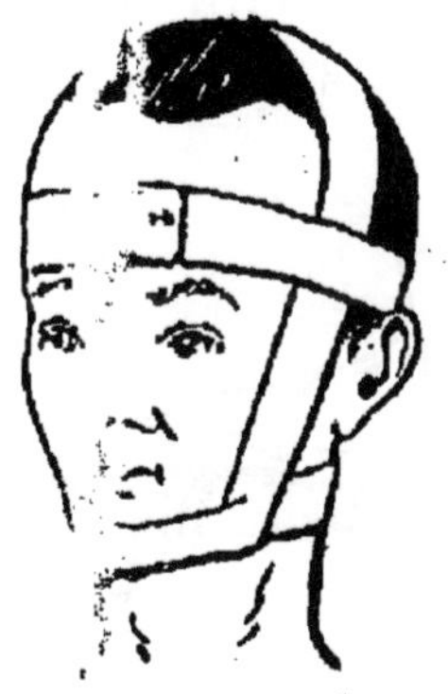

Fig. 20. — Fronde.

Pour appliquer la fronde du menton, placez sur le menton le plein de la fronde ; portez les deux chefs supérieurs à la nuque, en passant sous les oreilles, entrecroisez-les et confiez-les à un aide ; dirigez les deux chefs inférieurs en haut sur les joues, et fixez-les sur le sommet de la tête ; reprenez les deux chefs supérieurs et ramenez-les sur les tempes et sur le front où vous les fixez.

Carré de la fesse. — Pièce de linge de 20 centimètres carrés, cousue par deux de ses bords opposés, sur le milieu de deux bandes longues de 1 mètre.

Le plein est appliqué sur la fesse, deux chefs embrassent la racine de la cuisse, et les deux autres sont conduits autour du bassin.

Suspensoirs. — Les suspensoirs ou bourses sont des bandages destinés à maintenir des topiques sur des parties rondes ou saillantes, ou à soutenir des organes qui, par leur propre poids, peuvent causer de la gêne ou de la douleur. On n'utilise plus guère que le suspensoir des testicules.

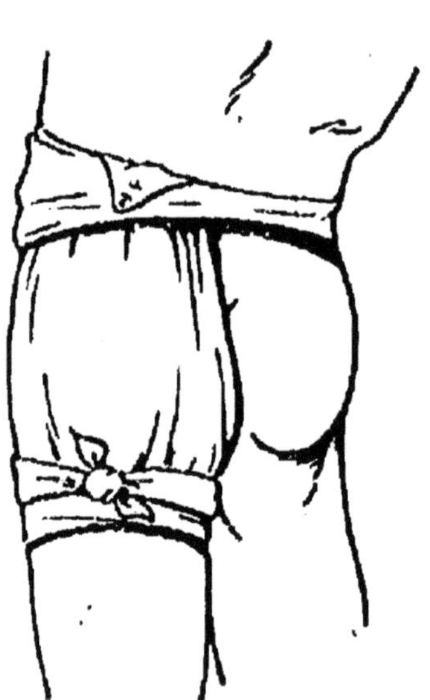

Fig 21. — Bonnet de la fesse.

Les testicules sont placés dans la poche que présente le bandage, la verge est engagée dans l'ouverture circulaire ; la ceinture embrasse le bassin, les rubans sont dirigés de chaque côté sur le pli de la fesse et amenés sur le ventre, où on les fixe à la ceinture.

Triangle de la fesse ou bonnet de la fesse (*fig.* 21). — Une cravate et un triangle, faits avec des pièces de linge carrées de $0^m,70$ de côté, sont nécessaires. Pour leur application, disposez en ceinture autour du bassin une cravate, que vous nouez sur le ventre; fixez sur la ceinture le sommet du triangle, après l'avoir engagé sur la cravate, enveloppez la fesse dans le plein du triangle et contournez la cuisse avec les deux chefs que vous arrêtez par une rosette.

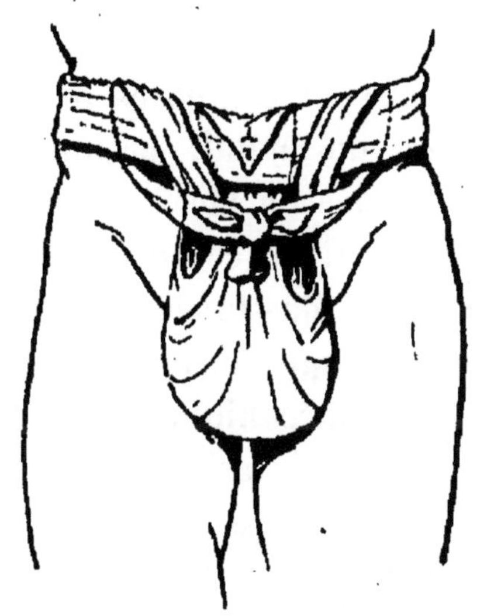

Fig. 22. — Triangle des testicules.

Triangle des testicules (*fig.* 22). — Une cravate, faite avec une pièce carrée de linge de $0^m,70$ de côté, et un triangle coupé dans un carré de mêmes dimensions sont nécessaires. Pour leur application, disposez la cravate en ceinture autour du bassin ; placez le milieu de la base du triangle sous les testicules; conduisez les deux chefs sur le bord supérieur de la cravate, puis en arrière, de manière à former une anse qui embrasse la ceinture; portez-les en dedans l'un vers l'autre, après avoir embrassé leur partie ascendante, et nouez-les sur la partie médiane. Le sommet est préalablement relevé sur la verge, conduit sous la face postérieure, puis antérieure de la cravate, où il est fixé avec une épingle.

Bandages mécaniques. — Les bandages mécaniques sont composés de pièces de linge, de cuir ou de métal, assemblées. Ces bandages sont bouclés ou lacés : bandage lacé du bras, bas lacé, corset, ceintures abdominales ou élastiques, bas élastiques pour varices.

Les bandages herniaires sont également des bandages mécaniques dont nous n'entreprendrons pas la description.

Différents appareils servent aussi pour contenir les organes déviés.

Les pessaires sont destinés à maintenir dans une position normale l'utérus dévié ou descendu, après réduction.

Pessaires — *Pessaires extemporanés.* — Le plus simple est celui qu'on pose avec un tampon d'ouate imprégné de glycérine et retenu par un fil, placé au fond du vagin. Il doit être renouvelé tous les jours.

D'autres sont formés d'un petit ballon de caoutchouc remplaçant le tampon d'ouate et qu'on gonfle. Enfin le pessaire de Dumonpallier est un anneau élastique recouvert d'une couche épaisse de caoutchouc.

Quand on le place, il faut s'assurer que le col de l'utérus, que l'on touche facilement au fond du vagin, est mobile dans l'anneau et que la muqueuse ne forme pas bourrelet entre le col et l'anneau.

Quand l'utérus est définitivement rejeté en avant ou en arrière, on applique des pessaires en caoutchouc durcis de différentes formes, quelquefois rigides, d'autres fois modelables, suivant les exigences de chaque cas.

Pour la descente de matrice, les précédents pessaires sont ceux qui conviennent le mieux,

Avant d'appliquer un pessaire, on doit s'assurer que l'utérus n'est pas douloureux, que le col ne présente pas d'ulcérations. On fait uriner et déféquer la malade et on nettoie soigneusement la vulve, le vagin et le pessaire.

La femme est couchée sur le dos, les jambes fléchies sur les cuisses, les cuisses fléchies et écartées, le siège reposant sur un coussin qui l'élève.

L'utérus étant replacé dans sa situation normale, on introduit l'index gauche dans le vagin pour déprimer en arrière la paroi. S'il s'agit d'un pessaire rigide, on le fait pénétrer doucement avec la main droite, de champ dans l'axe de la vulve ; si c'est un anneau, on le fait basculer avec l'index droit, de manière que la demi-circonférence postérieure soit placée aussi haut que possible dans le cul-de-sac postérieur du vagin, en arrière du col, le segment antérieur tourné en avant et appliqué sans violence contre la face postérieure du pubis.

Le pessaire introduit, on s'assurera qu'il remplit son but en faisant tousser la femme et en la faisant marcher.

La situation du pessaire doit être contrôlée fréquemment. Certains pessaires doivent être retirés journellement, d'autres peuvent être gardés plusieurs jours de suite. Il faut se méfier des ulcérations ou des fistules que le pessaire peut provoquer s'il n'est pas surveillé.

Dans le cas où le pessaire doit rester plusieurs jours à demeure, il faut donner matin et soir une injection vaginale.

CHAPITRE II

TRANSPORT DE BLESSÉS. — TRAITEMENT DES FRACTURES. — HÉMOSTASE. — BRULURES.

La fracture est la blessure dont le maniement et le transport exigent les soins les plus précis.

Dans les fractures du membre supérieur, le blessé peut généralement se rendre à l'endroit où il doit être pansé en soutenant lui-même son membre avec la main saine. Si le trajet est long, on placera l'avant-bras fléchi dans une écharpe. Si on a sous la main un fragment de zinc, de gouttière de toiture, de store en bois, de grillage, on pourra en former, avec quelques ficelles, une gouttière dans laquelle on placera le membre qui sera ensuite suspendu dans l'écharpe. En tous cas, il faut autant que possible ramener l'avant-bras contre le thorax et l'y immobiliser.

S'il y a fracture du membre inférieur, des précautions spéciales sont nécessaires pour relever et transporter le blessé. Lorsque des vêtements épais gênent pour reconnaître l'état des parties lésées, on les découd ou on les coupe.

On coupe ou on retire doucement les souliers ou les bas.

La fracture constatée, on place le blessé sur un brancard. Pour cela un aide vigoureux prend le malade à bras le corps pendant que celui-ci lui passe ses bras autour du cou, un autre infirmier saisit le membre fracturé, en plaçant une main sous le fragment supérieur, l'autre sur le fragment inférieur, en exerçant une traction dans le sens du membre. Un troisième aide supporte le membre sain; à un signal donné, on soulève le malade et on passe le brancard au-dessous de lui; il faut qu'il y ait ensemble parfait dans tous les mouvements.

Si on a des escaliers à monter, faire passer les pieds du malade les premiers. Si on doit descendre, la tête sera dirigée en bas pour que le poids du corps ne vienne pas sur le membre fracturé.

Beaucoup d'objets, tels que portes légères, nattes, planches, échelles peuvent être transformés en civières d'occasion par l'ingéniosité d'un infirmier pris au dépourvu.

Il sera bon d'immobiliser la fracture de jambe ou de cuisse avec des appareils temporaires ou de fortune. A défaut de tout autre moyen, on peut se contenter de rapprocher la jambe brisée du membre sain servant d'attelle et de les fixer ensemble avec des mouchoirs ou courroies, dont l'une embrasse à la fois les pieds et la partie inférieure de la jambe, les autres entourent les membres au-dessus et au-dessous du genou.

Ce moyen est très insuffisant. Des branches bien droites, des petites planchettes, un fourreau de sabre ou de baïonnette peuvent servir de point d'appui pour immobiliser un membre en ayant soin d'interposer quelques linges doublés entre le support et le membre malade; les courroies d'un sac, les bretelles, la cravate, la ceinture peuvent servir de liens contentifs.

On soutiendra toujours le pied à angle droit par une compresse et une bande-étrier.

Une couverture ou un manteau constitue un procédé d'immobilisation supérieur; étendre la couverture et la doubler dans le sens de la longueur, de manière qu'elle puisse dépasser le pied de 15 centimètres environ et remonter au-dessus du genou. Enrouler ensuite dans chacun des bords latéraux, en serrant, autant que possible, un bâton, un fourreau de sabre, de manière que son extrémité inférieure reste distante de 15 centimètres du bord inférieur de la couverture ; les deux rouleaux ainsi formés doivent arriver à se joindre vers le milieu de la couverture. L'appareil ainsi préparé est retourné sens dessus dessous et glissé par un aide sous le membre qui est soulevé et maintenu par le chirurgien : la ligne médiane longitudinale doit correspondre à l'axe du membre et le talon doit venir tomber à 15 centimètres plus haut que le bord inférieur de la couverture. Le membre est reposé dans cette sorte de gouttière, dont on déroule un peu les bords latéraux pour les adapter convenablement le long des faces interne ou externe de la jambe. Avec deux liens quelconques, on fixe l'appareil au-dessous du genou et au-dessus des malléoles, et la portion de couverture qui dépasse l'extrémité inférieure de la jambe est ramenée sur les côtés et sous la plante du pied pour les encadrer et les immobiliser; cette extrémité de la couverture est liée circulairement avec une petite corde fixée par des épingles. Cet appareil peut s'appliquer soit par-dessus le pantalon, soit mieux sur le membre à nu après réduction de la fracture.

Lors d'une fracture de cuisse, il faut se souvenir ici que les attelles doivent être assez longues pour être fixées autour de la ceinture et qu'un matelassage est indispensable.

Les fractures sont maintenues réduites par des appareils, qui sont indiqués par le chirurgien et appliqués par lui. Ces appareils sont des attelles, des gouttières, des appareils modelés en grillage ou gutta-percha, enfin des appareils solidifiables dont le plus connu est l'appareil plâtré.

Pour appliquer l'appareil plâtré, on rasera d'abord le membre qu'on enduira ensuite d'un corps gras afin d'empêcher l'adhérence du plâtre aux téguments et éviter ainsi des douleurs au patient lors de l'enlèvement de l'appareil; le lit sera recouvert d'une alèze ou d'une toile cirée pour le garantir des souillures.

On se sert, pour fabriquer la bouillie, de plâtre blanc à mouler, dit plâtre de Paris.

On étend sur le plancher autour du lit une alèze épaisse sur laquelle on installe la caisse à plâtre, un récipient plein d'eau et un large vase destiné au gâchage. Se servir d'eau tiède. On verse dans le grand vase la quantité d'eau nécessaire à la bouillie, ensuite on y ajoute doucement le plâtre, en quantité égale en volume, en saupoudrant et en mélangeant avec la main jusqu'à ce qu'on obtienne une bouillie de la consistance de la crème fraîche. Dès que la bouillie est à point, on l'utilise suivant un procédé quelconque dont le plus commun est l'imprégnation de pièces de linge.

Les pièces de linge les mieux appropriées sont celles de tarlatane. Elles seront pliées en dix à douze doubles, cousues largement et découpées suivant les patrons indiqués par le chirurgien. Ces pièces sont trempées dans la bouillie. On les soulève ensuite au-dessus du vase en les tenant par les angles supérieurs. Un aide les presse fortement entre ses deux mains qu'il fait glisser de haut en bas, afin d'enlever l'excès de plâtre et de bien faire adhérer ensemble les doubles de la tarlatane. On glisse ensuite l'attelle sous le membre fracturé en la faisant remonter jusqu'à la hauteur voulue, on vérifie la réduction et on ajuste l'appareil en maintenant l'attelle à l'aide d'un bandage de toile roulé, jusqu'à ce qu'elle soit sèche.

La solidification a lieu en dix ou quinze minutes; la dessiccation se fait en vingt-quatre heures.

Si la bouillie vient à durcir dans le vase pendant la fabrication de l'appareil, il ne faut pas chercher à la rendre plus liquide par l'addition d'eau. On doit refaire une nouvelle bouillie.

Quand les attelles plâtrées sont sèches, le bandage est enlevé et remplacé par des bandelettes de diachylon.

DE L'HÉMOSTASE

Les hémorragies surviennent d'ordinaire à la suite de plaies faites par des instruments tranchants. Elles sont artérielles ou veineuses.

Artérielles, le sang s'écoule par jet saccadé. Si on comprime les parties, entre la plaie et le cœur, le jet cesse. Rarement l'hémorragie artérielle s'arrête seule.

L'hémorragie veineuse coule sans discontinuer, ou en nappe. L'écoulement augmente, si on comprime le membre entre la plaie et le cœur.

Le pronostic des hémorragies dépend de la nature du vaisseau lésé et surtout de son calibre.

Un grand nombre de moyens ont été préconisés contre les hémorragies. Nous ne parlerons pas ici de la torsion, de la ligature, de la forcipressure applicables seulement par le chirurgien; mais des moyens qui peuvent être à la disposition de l'infirmier et lui permettre d'attendre le chirurgien. La compression est le meilleur procédé d'urgence.

Elle peut être directe. Elle se fait alors parallèlement au vaisseau au moyen des doigts. Elle est alors provisoire. Elle peut être un peu plus prolongée, si on applique sur la plaie des compresses stérilisées ou antiseptiques plus ou moins épaisses maintenues par une bande bien serrée. Les solutions antiseptiques chaudes, à 50°, brûlantes, sont à conseiller, car elles ont un réel effet hémostatique.

La compression mécanique s'exerce avec deux appareils qu'on n'a souvent pas sous la main : le tourniquet et le compresseur, et au moyen des garrots.

Le garrot n'est autre chose qu'un lien circulaire serré autour du membre, en le tordant au moyen d'un bâtonnet, jusqu'à ce que l'hémorragie s'arrête.

Il sera bon de placer entre le lien circulaire et les parties molles une compresse sur laquelle s'exerce la compression. Le garrot est appliqué au-dessus de la plaie, entre elle et la racine du membre. Il ne peut être maintenu longtemps, car il produirait la gangrène indépendamment des douleurs très vives qu'il occasionne.

La compression élastique pratiquée au moyen d'un tube de caoutchouc ou d'une bande élastique de même substance est meilleure que la compression avec un lien inextensible. Les chambres à air de bicyclette peuvent être employées à cet usage. On fait deux tours le plus serré possible et on arrête les deux bouts en les liant l'un à l'autre avec une ficelle.

Après la compression, il s'établit dans le membre une congestion intense qui fait saigner la plaie plus abondamment qu'avant, si l'hémorragie n'a pas été arrêtée.

Si la plaie est de faible dimension, si les artères lésées sont de petit calibre, on peut essayer d'employer des solutions hémostatiques dont la meilleure est la solution d'antipyrine à 4 0/0, à l'alcool fort, l'eau vinaigrée. Le perchlorure de fer ne doit jamais être employé, à cause de ses inconvénients.

Certaines hémorragies peuvent se produire dans le vagin. Le tamponnement vaginal est le moyen d'urgence pour y remédier. On commence par donner une injection vaginale avec une solution très chaude de sublimé à $\frac{1}{2000}$. La température élevée du liquide contribue à arrêter l'écoulement de sang. Puis, avec la ouate hydrophile ou la gaze antiseptique, on fait une série de tampons attachés à un fil de soie stérilisée. Avec une longue pince et le spéculum on dispose ces tampons autour du col, dans les cavités latérales et à la surface du col de l'utérus, en suivant cet ordre et en bourrant ainsi le fond du vagin. Les tampons qui doivent être disposés dans les culs-de-sac doivent être d'un volume inférieur à ceux qui sont placés sur le museau de tanche et qui forment une colonne continue de substance moelleuse dans toute la hauteur du vagin.

Le tamponnement peut être laissé en place de vingt-quatre à quarante-huit heures; les malades doivent être sondés pendant ce temps-là.

Brûlures. — On divise ordinairement les brûlures en :

1er degré ou inflammation superficielle de la peau sans phlyctène ;

2e degré : décollement de l'épiderme et formation de vésicules remplies de sérosité (phlyctène) ;

3e degré : destruction de toute la peau ;

4e degré : destruction du tissu cellulaire sous-cutané ;

5e degré : destruction des muscles ;

6e degré : carbonisation totale.

Pour une brûlure, les chances d'infection sont fréquentes ; aussi le premier soin doit être l'antisepsie de la région brûlée et du pansement. L'épiderme des phlyctènes doit être ménagé ; s'il est déchiré, il vaut mieux l'enlever. Les brûlures du 1er degré se trouvent bien d'un pansement gras, vaseline ou huile. Pour les autres, la première qualité du pansement doit être sa rareté ; on doit employer des substances non irritantes, dont le contact est bien supporté par le derme. Le meilleur agent est l'acide picrique à 12 0/00. Ce pansement se fait d'une façon un peu spéciale. Il s'applique comme un large pansement humide. Mais on ne met pas de protecteur imperméable. On laisse dépasser légèrement les compresses sous le coton hydrophile, en haut et en bas.

En effet, c'est un pansement qu'on ne renouvelle pas, mais qu'on arrose chaque fois qu'il sèche, avec la solution picriquée. Comme il est inutile de mouiller tout le pansement, si la compresse dépasse, on l'imbibe seule en vidant la bouteille sur cette partie. Ce pansement doit être absolument aseptique, très bien fait, et solidement établi, pour pouvoir être conservé plusieurs jours.

Les grandes brûlures nécessitent la balnéation chaude continue pour calmer les douleurs trop vives.

CHAPITRE III

RÉVULSION ET CAUTÉRISATION

Sinapisme. — On donne le nom de sinapisme à une pâte de farine supportée par un linge appliqué à nu sur la peau.

Pour faire un sinapisme, on prend de la farine de moutarde pure ; on la mêle avec de l'eau froide ou tiède, de manière à en faire une pâte consistante qu'on étend sur un linge comme un cataplasme. Il ne faut pas prendre d'eau chaude qui détruit les principes de la farine de moutarde.

Il faut en général laisser le sinapisme un quart d'heure à une demi-heure au plus, suivant le degré de sensibilité des individus. Chez ceux qui ont perdu connaissance et qui ne perçoivent point les douleurs très vives du sinapisme, il faut surveiller ce topique avec soin et ne pas le laisser trop longtemps, car la vésication n'apparaît que tardivement.

Lorsqu'on a retiré le sinapisme, il faut laver la place où on l'a appliqué avec de l'eau bouillie tiède et l'essuyer avec un linge tiède sec. Si l'irritation était trop vive, on couvrirait la partie malade d'un linge enduit de vaseline.

Les sinapismes Rigolot sont fabriqués d'un papier épais à la surface duquel la farine de moutarde a été disposée par couches et qu'il suffit d'imbiber d'eau froide avant de les appliquer.

On peut se servir encore, comme révulsif, de bains de pied ou de bains de bras sinapisés ou préparés avec de l'eau chargée de potasse, de soude, etc.

Les cataplasmes sinapisés ne produisent qu'une révulsion légère.

Vésication. — La vésication est une irritation de la peau qui fait naître, sur l'épiderme, des ampoules remplies de sérosité.

Dans aucun cas, la vésication ne doit être pratiquée avec des vésicatoires du commerce, qui sont des produits dangereux susceptibles d'altérer gravement le fonctionnement du rein.

L'ammoniaque, lorsqu'elle est pure, produit rapidement la vésication ; il suffit d'imbiber de ce liquide concentré une compresse et de l'appliquer sur la peau. L'effet est presque instantané, surtout si l'on recouvre la compresse d'un imperméable destiné à empêcher l'évaporation du liquide.

La pommade de Gondret est une préparation ammoniacale, vésicante. Quand on l'applique, il faut avoir soin de circonscrire la peau autour du linge-emplâtre pour éviter que la pommade ne fonde et ne coule au delà des limites fixées.

Les vésicatoires sont dits volants, si on ne les laisse appliqués que jusqu'à la production de la phlyctène. Les vésicatoires permanents sont ceux qui doivent déterminer une irritation continue.

Consécutivement au vésicatoire, on panse la plaie avec un corps gras (vaseline) non irritant dans le cas de vésicatoire volant. Les vésicatoires permanents sont pansés avec une pommade irritante recouverte d'une légère compresse molle.

Cautérisation. — C'est une désorganisation de la peau, révulsion très intense, que l'on peut produire, soit à l'aide de la chaleur; soit à l'aide de certains agents chimiques, soit par le courant électrique.

Thermocautère. — La cautérisation par la chaleur est possible avec les métaux plus ou moins chauffés.

On peut se servir d'un fer rouge muni d'un

manche en bois ; mais aujourd'hui, on emploie de préférence le thermocautère. Le thermocautère se compose de trois parties principales : 1° un foyer de combustion ; 2° un récipient à essence ; 3° une soufflerie.

Le foyer de combustion, qui constitue le cautère proprement dit et peut offrir des formes variées, consiste en une chambre de platine à grande surface sous un petit volume. Cette chambre est traversée par deux tubes dont l'un, interne, apporte le mélange d'air et d'essence, l'autre, externe, sert de voie de dégagement aux produits de la combustion. Le tout est fixé sur un manche en bois creux par lequel arrive l'essence combustible, vaporisée à l'aide de la soufflerie. Ce manche est relié par un tube au bouchon du récipient.

De ce bouchon part un autre tube qui aboutit à la soufflerie.

L'un des tubes reçoit donc de l'air lancé par la soufflerie, l'autre tube livre passage à cet air saturé de vapeur d'essence.

La substance que contient le récipient est l'essence minérale du commerce ; elle ne doit occuper que le tiers du flacon.

Pour se servir de l'instrument, on chauffe le bout de platine dans la partie blanche de la flamme d'une lampe à alcool.

Avoir soin de maintenir éloignée cette lampe du récipient contenant l'essence minérale extrêmement inflammable. Au bout de quelque temps et quand le cautère commence à devenir rouge, on fait fonctionner la soufflerie en maintenant un instant le cautère dans la flamme. On retire alors le cautère, qui reste incandescent par l'action de la seule soufflerie. On peut même cesser de temps en temps, et pendant une demi-minute environ, de la faire fonctionner sans que l'appareil s'éteigne.

Ce cautère peut être porté à toutes les températures, depuis le rouge sombre jusqu'au rouge blanc lumineux, par des insufflations plus ou moins intenses. Il faut éviter cette dernière température, qui peut faire fondre le tube intérieur.

Après chaque opération, il faut porter le cautère au rouge vif, puis séparer brusquement le manche de l'instrument du tube du caoutchouc, alors que le platine est en pleine incandescence, afin de brûler les poussières qui se déposent sur les parois du platine si le cautère a été peu chauffé. Ne jamais plonger le cautère dans l'eau pour le refroidir. Attendre pour dévisser le manche du platine que l'instrument soit refroidi naturellement.

Nous ne décrirons pas les procédés de galvanocaustie électrique.

Caustiques chimiques. — La potasse caustique ou pierre à cautère a perdu aujourd'hui de son importance. On l'emploie : 1° pour établir les cautères ou fonticules; 2° pour ouvrir des abcès par destruction lente de leurs parois.

Le nitrate d'argent ou pierre infernale est aujourd'hui le caustique chimique le plus employé.

Il se présente sous la forme d'un petit crayon contenu dans un étui et taillé plus ou moins fin suivant que la surface à cautériser est plus ou moins étendue.

Si l'on veut cautériser une surface sèche, on doit avoir soin de mouiller le crayon, mais pas avec la langue. Sur les plaies il ne faut pas qu'il y ait une quantité de liquide suffisante pour délayer le caustique.

Après usage, essuyer le crayon. On ne doit pas le frotter sur les surfaces à cautériser, mais simplement les toucher délicatement.

L'application du nitrate d'argent est quelquefois très douloureuse. Dans le cas de douleurs trop vives, on laverait la surface cautérisée avec une solution étendue de sel de cuisine, qui décompose l'azotate d'argent en excès.

Quel que soit le caustique employé, il ne faut en effet jamais, soit laisser couler le caustique liquéfié sur les parties avoisinantes, soit laisser un excès de caustique qui provoquerait la formation d'une escarre profonde. Il faut éviter d'appliquer le caustique sur le trajet d'artères ou de nerfs importants.

La teinture d'iode n'est pas employée à proprement parler comme caustique; mais c'est un bon révulsif dont on peut facilement graduer l'action suivant le nombre de couches appliquées, et qu'on rend plus énergique en recouvrant la surface enduite d'une couche de coton hydrophile.

On se sert également d'essence de térébenthine pour obtenir soit la rubéfaction, soit la révulsion cutanée; si l'on fait une simple friction avec cette substance, la peau rougit légèrement; mais, si on laisse appliqué un tampon de coton imbibé d'essence, on peut obtenir tous les degrés de révulsion et même la cautérisation de la peau. L'application prolongée d'essence de térébenthine est douloureuse et peut provoquer quelques accidents. Ce médicament est utile dans les cas de douleurs névralgiques siégeant dans les grosses masses musculaires comme le lombago et le torticolis.

DES SANGSUES

On se sert fréquemment, pour tirer à un malade une petite quantité de sang, d'un animal appelé sangsue.

Toutes les sangsues ne sont pas bonnes pour cet usage ; la sangsue verte est la seule employée.

Les sangsues peuvent être posées sur toutes les parties du corps, excepté sur le trajet des gros vaisseaux et des gros troncs nerveux. Une sangsue de taille moyenne absorbe environ trois grammes de sang. C'est sur cette base qu'on calculera la quantité de sang à retirer et le nombre de sangsues à placer. Il faut tenir compte qu'il s'écoule, après qu'elles sont tombées, une certaine quantité de sang variant avec les circonstances.

Pour appliquer les sangsues, on lave la région avec de l'eau bouillie tiède et du savon. On rase s'il y a lieu. Quand les sangsues sont bien affamées, elles prennent facilement; dans le cas contraire, il faudra rincer soigneusement la peau avec de l'eau tiède, puis l'essuyer.

Les sangsues seront retirées de l'eau, placées dans un linge propre et essuyées légèrement. Elles ne doivent pas rester hors de l'eau plus de trois heures.

On peut appliquer les sangsues en masse ou bien une à une. Pour cela, on les met dans un verre dont la grandeur est proportionnelle à l'étendue de la partie à saigner. On renverse le vase sur les téguments, et bientôt on ne tarde pas à les voir fixer leur ventouse postérieure en haut du verre et mordre la peau par leur ventouse antérieure.

On peut aussi placer les sangsues dans une compresse et les mettre en contact avec les téguments en appuyant les doigts sur les bords de la compresse pour les empêcher de fuir.

Il faut éviter que, lorsqu'on place des sangsues au voisinage des orifices naturels, elles pénètrent dans leur intérieur.

Si on les pose sur les membranes muqueuses, il faut les appliquer une à une, malgré que la douleur due à la morsure soit alors plus considérable.

On peut aussi mettre la sangsue dans un tube de verre ou dans une carte roulée, la ventouse buccale dirigée en bas.

Pendant la succion, il ne faut pas toucher les sangsues; car on pourrait leur faire lâcher prise.

Lorsque les sangsues sont gorgées de sang, elles se détachent et tombent d'elles-mêmes. Quelquefois cependant elles restent fixées à la peau; on pourra les faire lâcher prise en les saupoudrant d'un peu de tabac à priser ou de sel marin. Il ne faut jamais enlever de force l'animal, car on déchirerait leur mâchoire, qui resterait dans la plaie.

Le sang continue à couler quelque temps après la piqûre, mais cet écoulement ne tarde pas à s'arrêter. S'il persistait, on laverait la plaie avec du sublimé et on exercerait par dessus une bonne compression au moyen d'un pansement ouaté.

Il reste après la morsure une cicatrice triangulaire indélébile ; de ce fait il ne faut, autant que possible, pas appliquer les sangsues sur les parties découvertes ou susceptibles d'être décolletées.

DES VENTOUSES

On appelle ventouse un récipient en forme de cloche qu'on applique sur la peau et dans lequel on fait affluer le sang en raréfiant l'air qu'il contient.

Les ventouses sont sèches, si on ne tire pas de sang de la surface ventousée. Lorsqu'on a fait préalablement des incisions sur les parties qui doivent être recouvertes par les ventouses, elles sont dites scarifiées.

Ventouses sèches. — Les petits vases de verre, dits verres à ventouse, ont à leur base des diamètres variés. On pourrait à la rigueur se servir d'un petit verre quelconque pour ventouser.

Pour raréfier l'air contenu dans ces récipients, on fait brûler rapidement dans le vase un morceau de coton hydrophile bien ébourré; ou bien on y place un petit morceau de papier à cigarettes préalablement allumé.

Il vaut mieux placer l'ouverture de la ventouse sur une lampe à alcool ou y faire pénétrer un tampon de coton imbibé d'alcool enflammé comme ceux dont on se sert pour allumer les becs Auer.

On laisse la flamme brûler dans l'intérieur pendant quelques secondes. Il faut appliquer alors rapidement la ventouse sur la peau en tenant les bords bien pressés contre elle de façon que l'air ne puisse y pénétrer. La peau s'élève dans son intérieur comme un champignon en se congestionnant. On laisse le verre deux ou trois minutes en place, et pour le retirer, il suffit de déprimer la peau sur un des côtés en faisant basculer le vase en sens inverse.

Les ventouses sont difficiles à appliquer sur les régions où il existe des saillies osseuses, sur les parois thoraciques des sujets amaigris.

Ventouses scarifiées. — Les scarifications sont des incisions de la peau, superficielles, plus ou moins étendues, destinées à obtenir une émission sanguine locale.

On les pratique à l'aide d'un bistouri, d'un rasoir ou des scarificateurs mécaniques.

Pour scarifier avec les instruments ordinaires, on saisit de la main droite le rasoir ou le bistouri comme un archet de violon, la lancette comme une plume à écrire. On tend la peau avec les doigts et on l'entame superficiellement. Chaque incision ne doit pas avoir plus de 2 millimètres en profondeur et doit être séparée de la voisine par une distance de 3 millimètres environ.

Le scarificateur est formé d'une boîte de cuivre contenant des lames parallèles qui exécutent rapidement un mouvement de demi-cercle au moyen d'un ressort. Si on a appliqué sur les téguments la face de l'instrument armé à travers les fentes de laquelle les lames doivent passer, celles-ci entament la peau, lorsqu'on presse sur un petit bouton qui déclenche le ressort.

Ces instruments présentent l'inconvénient d'être difficiles à nettoyer.

Quel que soit le procédé de scarification à employer, on applique la ventouse exactement comme précédemment, en recouvrant soigneusement les scarifications. Aussitôt que la cloche est placée, le sang s'y introduit avec rapidité et bientôt cesse de couler. On retire alors la ventouse, on lave la surface des plaies, afin de détacher le sang coagulé, et on réapplique une seconde ventouse s'il y a lieu.

Les plaies qui succèdent se cicatrisent rapidement sous un simple pansement vaseliné; il faut cependant surveiller les surfaces exposées à des pressions qui, couvertes de solution de continuité, seraient susceptibles de se gangrener.

CHAPITRE IV

DU CATHÉTÉRISME

En général on appelle cathétérisme l'opération par laquelle on fait pénétrer dans un canal naturel une sonde ou cathéter destinée à évacuer le réservoir qui aboutit à ce canal ou à en explorer les parois en cas de rétrécissement ou de corps étrangers. Plus communément, le cathétérisme sert à désigner l'évacuation de la vessie distendue par l'urine.

Le cathétérisme se pratique d'une façon différente chez l'homme et chez la femme.

Cathétérisme de l'urètre chez l'homme. — L'urètre chez l'homme étant beaucoup plus long que chez la femme, les instruments sont également plus longs.

1° *Sondes rigides.* — Les sondes sont rigides ou élastiques. Rigides, elles sont en argent ou en étain; ce sont des tubes creux présentant à leur extrémité inférieure une courbure très prononcée. Elles sont fermées à leur bout terminal ou bec de la sonde et ouvertes à l'autre extrémité dite pavillon. A quelques millimètres en arrière du bec se trouvent placés un ou deux orifices ovalaires, appelés yeux de la sonde.

Quelques sondes présentent une courbure plus courte et plus brusque. L'extrémité en est comme coudée. Ce sont les sondes à béquille.

L'infirmier n'a pas à se préoccuper dans quel cas il doit employer les différentes sondes. Il ne doit pratiquer le cathétérisme que sur les indications précises du chirurgien.

Avant de cathétériser, il faut aseptiser ses mains et les instruments. Les sondes métalliques sont faciles à stériliser par les procédés que nous avons décrits, dont le plus simple est l'ébullition prolongée.

Nettoyer soigneusement le méat, le gland, le prépuce, la verge, en les lavant avec un tampon de coton hydrophile imbibé d'une solution antiseptique chaude.

Premier temps. — L'opérateur se place à droite du malade, prend de la main droite la sonde lubrifiée de vaseline en la tenant à environ 2 centimètres au-dessus du bec, comme une plume à écrire. Il saisit de la main gauche la verge par le gland entre le médius et l'annulaire, la face dorsale dirigée en bas, avec lesquels il refoule les téguments, tandis qu'avec le pouce et l'index il entr'ouvre les lèvres du méat sans les comprimer. La verge étant attirée vers l'aine gauche, on présente la sonde, la concavité tournée vers l'aine. On l'introduit dans le méat, on la pousse doucement dans l'urètre, en la ramenant au fur et à mesure de sa pénétration, ainsi que la verge, vers le milieu du ventre, le plus près de l'abdomen, mais sans le toucher. En même temps la main gauche exerce une traction sur la verge qui gante pour ainsi dire la sonde avec l'urètre.

Deuxième temps. — Quand la sonde occupe toute la portion pénienne, on fait décrire au pavillon un arc de cercle d'arrière en avant qui le renverse entre les cuisses du patient, tandis qu'on continue à enfoncer doucement la sonde dans le canal.

Troisième temps. — On continue à faire pénétrer l'instrument en abaissant la verge parallèlement aux cuisses et entre elles. Si le bec de l'instrument, abaissé trop tôt, ne peut plus pénétrer à un moment donné, il faut retirer la sonde et la faire entrer plus profondément avant d'abaisser.

C'est dans l'abaissement, qui doit coïncider avec la pénétration du bec dans la partie rétrécie (membraneuse) de l'urètre, que réside le coup de main à attraper.

Le cathétérisme avec la sonde rigide est une opération dangereuse qu'on ne doit pas tenter à la légère. Un des graves dangers qu'elle peut faire courir consiste dans la fausse route, c'est-à-dire dans la perforation de l'urètre par le bec de la sonde et dans la déchirure des tissus voisins.

Il ne faut jamais employer dans cette opération aucune manœuvre de force sous peine des plus graves accidents. La sonde doit être à peine poussée dans l'urètre, mais plutôt comme absorbée par celui-ci.

2° *Sondes flexibles.* — Aujourd'hui on ne se sert plus guère des sondes rigides, on les a remplacées par des sondes molles. Elles sont en gomme élastique ou en caoutchouc, elles peuvent être également à béquille.

Les sondes en caoutchouc rouge se stérilisent bien par l'ébullition, enveloppées dans une compresse. Les sondes en gomme, en raison de l'altérabilité de leurs tissus par la chaleur, sont difficiles à stériliser. On conserve les sondes d'ordinaire dans des flacons spéciaux munis de bouchons contenant un antiseptique volatil, qui permet ainsi à la longue la stérilisation de ces instruments.

Ne pas oublier de nettoyer la sonde à fond après usage; injecter dans la lumière de l'eau savonneuse et une solution antiseptique chaude; la frotter avec un tampon, sécher et stériliser ensuite.

L'opérateur se place comme nous l'avons indiqué plus haut; il introduit la sonde dans le méat en la foulant légèrement et en ayant soin qu'elle ne se fléchisse pas sur elle-même. Il n'y a pas lieu de manœuvrer la verge d'une façon spéciale; il faut la tenir modérément tendue et de préférence légèrement abaissée vers les cuisses.

Dès que la sonde a pénétré dans la vessie, l'urine sort par le pavillon, qui doit être aussitôt fermé avec l'index jusqu'à ce qu'un récipient soit convenablement disposé pour la recevoir.

Si on se sert de sondes en gomme, il faut leur imprimer, avant l'usage, une certaine courbure, et on opèrera en se rapprochant de la technique indiquée pour les sondes rigides.

Même manœuvre pour les sondes à béquille.

Les sondes sont de calibres différents. Elles sont graduées suivant une filière spéciale dite filière Charrière ou française. Les calibres de cette filière portent des numéros de 1 à 30 du plus petit au plus grand. Le diamètre du numéro 30 est de 1 centimètre. Les diamètres diminuent de un tiers de millimètre à chaque numéro, d'où il s'ensuit que le numéro 1 a un diamètre de un tiers de millimètre. Pour l'homme, en général, on se sert des calibres moyens, du numéro 10 (enfants) au numéro 20. Quelquefois il faut essayer plusieurs numéros en prenant des calibres successivement plus petits. On peut sauter des numéros. D'ailleurs, dans les services, on n'a pas habituellement tous les numéros des sondes, mais quelques numéros espacés de la filière.

Chez la femme, la sonde est d'ordinaire du calibre 16, mais plus courte que chez l'homme.

L'opérateur placé à droite, la femme étant couchée sur le dos, les cuisses fléchies, cherche le méat. Il le découvre entre les grandes et les petites lèvres, à la commissure supérieure, au-dessous d'une petite protubérance charnue, appelée clitoris. Le méat chez la femme est situé profondément dans les replis de la vulve.

La sonde introduite est poussée doucement, le pavillon étant abaissé vers les cuisses pénétrera dans la vessie sans difficulté.

On peut avoir besoin, dans certains cas, de laisser à demeure une sonde dans l'urètre. Pour cela, on se sert de différents procédés.

On traverse la sonde par une épingle à

3 centimètres environ au-dessus du méat urinaire. On fixe de chaque côté de cette épingle deux fils de coton qui viennent s'appliquer d'autre part soit sur un anneau mince placé à la partie moyenne de la verge, soit sur une bandelette de tarlatane collodionnée, soit sur une bandelette de diachylon ; mais le procédé le plus simple consiste encore à attacher la sonde de chaque côté du pubis, à des touffes de poils.

Chez la femme, il faudrait fixer la sonde sur un bandage en T.

Il ne faut pas évacuer complètement une vessie très distendue, l'évacuation doit être lente.

CHAPITRE V

INJECTIONS ET IRRIGATIONS

Instillations. — C'est un procédé qui consiste à injecter goutte à goutte du liquide médicamenteux.

Œil. — L'appareil le plus simple pour instiller les collyres liquides est le compte-gouttes, tube étroit en verre, ouvert à ses deux extrémités dont l'une est effilée, l'autre coiffée d'un manchon en caoutchouc.

Pour charger le compte-gouttes, on comprime le caoutchouc entre les doigts et on plonge l'extrémité effilée dans le liquide. En relâchant la pression, on voit le liquide monter dans l'appareil.

La tête du patient étant renversée en arrière, les paupières écartées, on fait tomber le liquide goutte à goutte sur la conjonctive en pressant le caoutchouc.

Injections faites dans les canaux. — *Fosses nasales.* — On pratique l'irrigation des fosses nasales, soit avec une seringue à canule renflée, soit avec un bock irrigateur.

Le malade étant assis, la tête droite, relever légèrement le lobule du nez, introduire du côté malade la canule sur laquelle on serre l'aile du nez avec les doigts de la main gauche. La main droite armée de la seringue injecte lentement le liquide qui ressort par l'autre narine laissée ouverte. La pression doit être faible ; le malade évitera de faire des mouvements de déglutition et respirera, la bouche ouverte.

Oreille : conduit auditif externe. — On se sert pour le lavage d'une seringue et d'un bock, et de canules spéciales effilées.

L'injection forcée a pour but d'expulser les corps étrangers, les bouchons de cérumen. Elle se fait avec une canule effilée mousse et 100 à 200 grammes d'eau savonneuse. Il faut diriger la canule contre la paroi supérieure pour éviter les vertiges que pourrait déterminer le jet. Il faut pousser plusieurs injections. Si on emploie l'irrigateur, il sera placé à 1m,25 ou 1m,50 ; l'injection est plus douce.

Urètre chez l'homme. — Un bon instrument pour les injections de l'urètre est une seringue en verre de 10 à 20 grammes de contenance, dont la monture est en caoutchouc durci.

La seringue étant remplie de liquide, on en chasse l'air en poussant le piston jusqu'à ce que le liquide sorte par l'orifice de la canule.

Le sujet s'assoit commodément, saisi de la main gauche le gland, introduit le bec de la seringue qu'il enfonce doucement. Il serre ensuite modérément le méat sur le bec. Le piston est alors poussé doucement. La seringue est retirée en fermant le méat pour éviter la sortie du liquide que l'on garde dans le canal quelques minutes.

Il faut avoir soin d'uriner avant de prendre une injection afin de laver le canal des suppurations qui s'y sont accumulées entre deux mictions.

L'injection ne doit jamais être poussée brusquement, sinon elle pénètre trop profondément et infecte la vessie.

Le lavage de l'urètre se fait à l'aide d'une courte canule en verre à embout conique et d'un bock irrigateur.

L'urètre antérieur sera toujours lavé à canal ouvert, c'est-à-dire la canule à peine introduite dans le méat, et simplement appliquée contre lui, de telle sorte que le liquide pénètre et ressorte librement. Le bock sera placé à 1 mètre au-dessus de l'urètre.

Injection vaginale. — Au moyen d'une seringue, elle est assez peu pratiquée; on lui préfère l'irrigation vaginale.

On se sert de l'irrigateur-bock placé à 1 mètre ou $1^m,50$ au-dessus de la femme, au tuyau duquel on adapte une longue canule *en verre incassable*, bien désinfectée par l'ébullition. La patiente sera de préférence couchée sur une alèze imperméable ou le siège relevé par un bassin plat, ou assise sur un bidet bas.

Les canules doivent être assez grosses pour distendre légèrement le vagin. On utilise plus avantageusement encore des canules dont le dispositif déplisse entièrement ce canal.

L'irrigation doit toujours se prendre tiède et lente. Elle doit durer, pour être efficace, de deux à cinq minutes pour 2 litres de liquide. Des accidents seraient la conséquence de la violence du jet liquide.

Lavements. — Le bock est encore le meilleur instrument pour donner un lavement. Le lavement est de 500 grammes; mais on donne aussi des quarts, des demi-lavements.

Le temps principal du lavement est l'introduction de la canule, qui doit être exécuté suivant certaines règles pour éviter la douleur ou les accidents.

Convenablement graissée, elle est introduite comme si on voulait, en passant par l'anus, atteindre l'ombilic. Le rectum en effet se dirige de bas en haut, d'arrière en avant dans sa portion inférieure.

Si on la poussait en arrière, on pourrait déchirer le sphincter ou les parties voisines.

Le malade sera de préférence couché sur le côté droit, la cuisse droite modérément étendue, la gauche fléchie, le corps penché en avant.

Les entéroclyses ou lavements profonds sont donnés avec de grandes sondes molles en caoutchouc rouge qu'il faut introduire doucement en évitant qu'elles se coudent sur elles-mêmes.

Toutes les canules doivent être nettoyées et stérilisées par l'ébullition avant l'usage. Dans certains cas, la stérilisation doit s'étendre à l'appareil en entier.

Injections hypodermiques. — Leur but est d'introduire dans les tissus sous-cutanés, cellulaire ou musculaire, des agents thérapeutiques pour en faciliter l'absorption.

On emploie de petites seringues graduées de 1, 2 ou 10 centimètres cubes.

Actuellement, elles sont en cristal du modèle *Luer*, simples et faciles à stériliser.

Pour les injections d'huile grise et de calomel, il faut une seringue spéciale de faible diamètre.

La seringue est terminée par un embout qui pénètre dans le pavillon de l'aiguille.

Celle-ci, en platine iridié, est plus ou moins longue, de 4 à 10 centimètres, suivant la profondeur à laquelle elle doit atteindre.

L'embout en cristal est très fragile et doit être engagé dans l'aiguille avec précaution.

La stérilisation parfaite de l'instrument, piston, corps, aiguille, de la solution à injecter, des mains de l'opérateur et de la peau du malade est absolument indispensable si on veut éviter des abcès consécutifs qui, dans le cas d'injections intra-musculaires dans la fesse, sont très graves et difficiles à évacuer.

Pour stériliser les seringues, on retire le piston, on place les deux pièces sur une compresse dans un récipient contenant *de l'eau propre, froide*, et on fait bouillir le tout. Si on met la seringue dans l'eau chaude, elle casse.

Au bout d'un quart d'heure, on prend la seringue avec les doigts stériles, on la monte et on attend qu'elle soit refroidie avant de puiser la solution.

L'aiguille est stérilisée en la passant plusieurs fois dans une flamme d'alcool jusqu'à ce qu'elle soit rouge. Il faut retirer auparavant le fil métallique qui la traverse. On peut alors, en ne touchant que l'embout et pas l'aiguille elle-même, monter la seringue et piquer avec l'instrument complet; mais il est peut-être préférable, surtout pour les injections intra-musculaires, de piquer avec l'aiguille seule et d'y emboucher ensuite la seringue chargée.

Il faudra au préalable chasser l'air que contient la seringue en poussant le piston, le bec de la seringue tourné en haut jusqu'à ce que le liquide y apparaisse.

Pour les injections dans le tissu cellulaire, on choisit la peau du flanc ou de la cuisse en la pinçant dans toute son épaisseur et en enfonçant l'aiguille promptement, mais sans brutalité, perpendiculairement à la base du pli. L'injection est poussée doucement.

L'instrument retiré, la place laisse filtrer une ou deux gouttes de sang.

L'injection intra-musculaire se pratique en plein dans la fesse, à son centre, plutôt en dehors qu'en dedans, avec l'aiguille de 6 centimètres.

Après l'injection, on obture la piqûre pendant un instant avec un tampon de coton. Il faut s'assurer qu'elle ne donne pas de sang.

On peut anesthésier localement la région de la piqûre. Le meilleur procédé consiste à pulvériser de l'éther avec un pulvérisateur à parfums.

Si on n'a pas de pulvérisateur, on fera couler un peu d'éther sur la peau et on activera l'évaporation en soufflant. La manœuvre recommencée plusieurs fois doit produire une grande réfrigération cutanée.

Les liquides à injecter sont contenus dans des flacons stériles ou dans des ampoules. Dans le premier cas, il ne faut pas prendre avec la seringue le liquide directement dans le flacon, mais en verser la quantité voulue dans une capsule flambée.

CHAPITRE VI

DU MASSAGE

Le massage consiste en une série de manœuvres excercées par les mains sur une partie du corps dans le but d'accélérer la circulation ou la résorption des liquides organiques ou des graisses, ou de rétablir par l'assouplissement le jeu des muscles et des articulations.

Avant de pratiquer le massage, on enduit les parties avec un corps gras ou du talc.

Les manœuvres du massage comprennent :

L'effleurement, la pression, le pétrissage, le tapotement, le battage, les mouvements actifs et passifs.

L'**effleurement** consiste à promener doucement la pulpe des doigts ou la paume de la main sur la région malade, en la frôlant, en allant de l'extrémité vers la racine du membre.

L'effleurement peut être rotatoire ou fouler un peu.

L'effleurement doit être pratiqué d'abord vers la racine du membre pour gagner peu à peu l'extrémité, car il faut d'abord vider les vaisseaux qu'on destine à recevoir les humeurs qu'on va chasser de l'extrémité.

Les **pressions** s'exécutent dans le même sens; elles se pratiquent avec le pouce, la paume ou le poing fermé, progressivement et avec force.

Le **pétrissage** s'adresse au corps charnu des muscles dont les masses sont saisies entre les doigts enfoncés pour ainsi dire dans l'épaisseur du membre, et comprimées fortement soit sur place, soit en remontant dans la direction du muscle.

Le **pincement** s'exécute sur les muscles grêles, bien isolés et sur les tendons. On les saisit entre le pouce et l'index en tâchant de les séparer le plus possible; on les comprime en les froissant avec les doigts.

Le **tapotement** consiste à frapper doucement les membres en travers ou en long avec le bord de la main, avec le plat ou le poing.

Le **battage** se pratique avec un batteur composé de trois tubes élastiques gros comme le doigt, réunis ensemble, puis attachés à un manche. Il y a des batteurs de différentes formes.

On doit protéger les parties battues par une couverture mince.

Les **mouvements provoqués** sont *actifs* quand le malade les opère lui-même, *passifs* quand c'est le masseur. Ils sont variés et combinés à l'infini.

Le massage est indiqué au début d'une inflammation, dans les entorses, les luxations, les fractures au début de leur consolidation.

Dans ce dernier cas il abrège la durée de la consolidation et prévient les atrophies musculaires.

Les séances de massage doivent durer de dix à trente minutes.

Du massage dans l'entorse. — Le massage est le traitement le plus efficace de l'entorse. Le malade est assis ou couché et l'opérateur est assis en face de lui. On exécute d'abord avec la pulpe des doigts, un peu plus tard avec la paume de la main (une main succédant à l'autre), les frôlements ou effleurements qui, commencés à la base des orteils, passent sur le dos du pied et ensuite sur les faces antérieures, latérales et postérieures de l'articulation, en remontant vers le tiers inférieur de la jambe. Ces effleurements, de même que les manœuvres suivantes, seront toujours dirigés des orteils vers la racine du membre, en insistant plus longtemps sur les endroits les plus douloureux. Ils ne doivent pas occasionner de douleur et ont pour but d'insensibiliser progressivement les parties sensibles pour les habituer à des manœuvres plus énergiques. On augmente progressivement la force de ces passes en y joignant l'action des deux pouces, de manière à arriver après dix minutes aux véritables frictions et pressions. On n'oubliera pas de tenir les tissus soigneusement lubrifiés. Ces frictions doivent suivre les tendons et les muscles et contourner les gouttières rétromalléolaires (cheville).

A certains moments on sent sous les doigts comme de petites nodosités plus ou moins volumineuses, fixes d'abord, mobiles ensuite, dont le sujet a conscience et qui donnent une impression de douleur quand on les presse un peu vivement. Il faut passer sur elles avec persistance, mais légèrement, pour ne pas faire souffrir le patient. Cependant il faut les mobiliser peu à peu pour les chasser doucement, jusqu'aux portions charnues musculaires.

Après dix ou douze minutes de ces frictions de plus en plus énergiques, on passe aux pressions exercées avec toute la main en même temps qu'on pratique un véritable pétrissage et malaxation de toutes les parties molles; au moyen de la main droite embrassant circulairement l'articulation, on fait un pétrissage concentrique en froissant et comprimant les parties entre les doigts. On fait exécuter ensuite quelques mouvements aux diverses articulations du pied, mouvements d'abord passifs, puis actifs. Il est inutile de faire marcher le malade. On massera également les muscles de la jambe de bas en haut pour prévenir leur atrophie.

La durée de ces manœuvres est d'environ trois quarts d'heure. Quatre à cinq séances sont suffisantes pour que le malade puisse commencer à marcher. Il est bon qu'il ne fatigue pas pendant la journée. Il faudra, dans l'intervalle des séances de massage, placer le bandage d'entorse que nous avons décrit.

Massage dans les fractures. — Les fractures peuvent être divisées en :

1° Fracture à masser immédiatement : fractures à déplacement peu marqué, fractures voisines des articulations ;

2° Fractures à masser de temps en temps : fractures à déplacement lent (massage très délicat) ;

3° Fractures à masser tardivement après dix

jours au plus d'immobilisation : fractures avec tendance à un grand déplacement.

Le massage doit toujours être doux et léger. Le membre sera bien fixé pour ne pas déplacer les fragments. Le foyer ne doit pas être l'objet de pressions directes. Les manœuvres consistent en une série d'effleurements ou de pressions légères avec les doigts ou la main entière, toujours dirigés suivant le sens des fibres musculaires de la périphérie au centre.

Plus tard, on fera des pressions plus énergiques et dépassant de beaucoup le foyer de la fracture. En tous cas, le massage doit être indolore. Les séances seront d'environ trente minutes. On devra surveiller de près l'atrophie musculaire.

Massage dans les affections articulaires. — Dans ces cas, arthrites, épanchement de synovie, ankylose, luxations, le massage journalier suivi d'une mobilisation prudente donne d'excellents résultats.

Massage dans les affections musculaires. — Nous avons dit que le massage était le procédé de choix contre les atrophies musculaires, contractures.

Le lumbago et le torticolis peuvent être améliorés. Dans le lumbago, on fait coucher le malade sur le ventre, on explore les points du dos où les muscles sont douloureux. On frotte légèrement, puis on presse de plus en plus fort sans produire de douleur. Quelquefois, quand on a affaire à un homme très musclé, on peut exercer des pressions avec les poings en appuyant de tout le poids du corps et en agissant alternativement de haut en bas et de bas en haut le long des vertèbres (épine dorsale). Ensuite, on emploie le hachage plus ou moins appuyé; les hachures seront dirigées parallèlement à la colonne vertébrale. Durée : quinze à vingt minutes.

Aussitôt après, le malade étendu dans son lit, mais sur le dos, on passe aux mouvements passifs de flexion des cuisses sur le tronc. Le patient se tourne ensuite autour de son axe, une dizaine de fois de droite à gauche; puis il s'assoit, et l'opérateur courbe le tronc en avant à son maximum.

Ceci fait, le patient se lève et opère des mouvements de flexion du tronc en avant, en arrière et de côté.

Dans le cas de rupture musculaire, le traitement doit être plus prudent. On ne pratiquera de mouvements actifs qu'après plusieurs séances. On laissera de côté hachage et tapotement.

Massage de l'abdomen. — Le malade sera couché sur un lit un peu dur, jambes fléchies sur les cuisses, cuisses légèrement fléchies sur le tronc, tête et tronc légèrement relevés. Il fera de courtes inspirations, la bouche entr'ouverte.

On commence par l'effleurage ; on fait ensuite des frictions avec la main largement ouverte en pressant lentement et doucement. On passe alors aux manœuvres du massage profond : pressions exécutées avec les deux mains superposées, en agissant surtout avec la paume et, pour les pressions très profondes, avec le poing fermé ; claquement, hachures. Enfin on termine par le pétrissage qui agit à la fois sur les parois et sur les viscères. Pour cela, on pétrit la paroi dont on saisit une portion entre le pouce et les autres doigts, en exerçant des manœuvres alternatives de compression et de relâchement ; pour le pétrissage des viscères, on emploie les deux mains en déprimant lentement avec chacune d'elles la paroi abdominale et en cherchant à saisir, entre les extrémités des doigts des deux mains opposées l'une à l'autre, une portion des viscères profondément situés.

Si l'on veut combattre la constipation, on fera d'abord des effleurages et des frictions, destinés à faire disparaître la douleur. On exerce des pressions progressives avec les deux mains superposées, puis avec le poing, sur le trajet du gros intestin, c'est-à-dire dans le flanc droit, le creux de l'estomac et le flanc gauche, dans cet ordre. On pratiquera le pétrissage de l'intestin dans le même sens, et on terminera par un massage superficiel de la paroi abdominale.

RESPIRATION ARTIFICIELLE

La respiration artificielle est l'ensemble des manœuvres par lesquelles on tente de suppléer à la respiration naturelle brusquement suspendue pour une cause quelconque : asphyxie, submersion, anesthésie, etc...

Le malade sera placé à l'air; la foule sera soigneusement écartée. On enlève les vêtements, on desserre les ceintures. On ouvre de force les mâchoires et on maintient l'écartement par un morceau de bois dur placé dans un des angles de la mâchoire et tenu soigneusement par un aide. Pharynx, bouche et fosses nasales seront débarrassés des mucosités au moyen de l'index, de linge ou de coton hydrophile. La langue sera saisie entre le pouce et les doigts garnis d'un linge pour éviter le glissement.

Le malade étant étendu sur le dos, soulever ses épaules au moyen d'un coussin résistant,

L'opérateur, placé du côté de la tête du patient, saisit les deux bras à la hauteur des coudes, les amène en haut le long des deux côtés de la tête, les maintient dans cette position pendant deux secondes; puis il les abaisse lentement sur les côtés de la poitrine et un peu en arrière. Il exerce par leur intermédiaire contre la cage thoracique une pression énergique, mais sans violence, durant deux secondes. Les mouvements seront répétés seize fois par minute.

Deuxième procédé. — Ce procédé est surtout applicable dans l'asphyxie par submersion, chez les noyés.

Les vêtements du patient seront enlevés jusqu'à la ceinture; ils serviront à faire un coussin solide. Le patient sera tourné rapidement la face vers le sol, le front appuyé sur son avant-bras, afin que la bouche ne soit pas obstruée par la terre. Le coussin sera placé sous l'estomac, qui se trouvera ainsi la partie la plus élevée du corps:

Avec la main gauche bien étendue sur la base du thorax, à gauche de l'épine dorsale, et la droite placée sur cette épine un peu au-dessous de la gauche dans la région correspondant à la partie inférieure de l'estomac, l'opérateur exerce une compression en avant de tout son poids, prolongée pendant trois secondes; puis il donne une impulsion brusque à l'aide de laquelle il se redresse. Cette manœuvre est répétée deux ou trois fois à de courts intervalles et sert à évacuer l'eau contenue dans l'estomac et dans les poumons.

On retourne alors le patient sur le dos et l'on place le coussin sur la partie de la région dorsale opposée à l'épigastre, de manière que la tête et les épaules ne touchent le sol que légèrement. La langue, attirée au dehors, au moyen de la main garnie d'un mouchoir, est confiée à un aide, qui la tient fixée d'une main contre un des angles des lèvres, tandis que de l'autre main il maintient contre le sol les bras du patient, allongés dans la plus grande extension possible et croisés derrière la tête.

L'opérateur s'agenouille à califourchon sur les hanches du patient et dispose ses mains de chaque côté sur la base de la poitrine, de telle sorte que la pulpe du pouce étant placée près de l'appendice xyphoïde, c'est-à-dire sur l'os qui se trouve un peu au-dessus du creux de l'estomac; le petit doigt appuyant sur le bord libre de la cage thoracique, les autres doigts pénètrent naturellement dans les espaces intercostaux. Serrant alors les coudes contre ses côtés, usant de ses genoux comme d'un pivot, l'opérateur exerce, en portant le poids du corps en avant, une pression lente et continue pendant deux à trois secondes, jusqu'à ce que sa face touche presque celle du patient. A ce moment il donne une impulsion brusque à l'aide de laquelle il se rejette en arrière dans la position verticale primitive. Il compte lentement 1, 2, 3 (3 secondes environ) et répète la manœuvre précédente jusqu'à 10 fois par minute.

Chez les jeunes enfants, on prend sur la main gauche la partie inférieure du tronc, la tête et les épaules retombant en arrière ainsi que les bras ; les doigts supportant les fesses et les cuisses. Avec la main droite on opère des pressions rythmées sur la cage thoracique.

Procédé de Laborde ; tractions rythmées de la langue. — Les mâchoires étant écartées et maintenues telles avec un corps résistant, on saisit solidement le corps de la langue entre le pouce et l'index avec une compresse ou une pince et on exerce sur elle, quinze fois par minute environ, de fortes tractions, régulières, rythmiques, suivies de relâchement complet, en imitant le rythme de la respiration. Il importe de bien tirer sur la racine de la langue, sans toutefois arracher cet organe, accident assez fréquent.

La fonction respiratoire manifeste son rétablissement lorsqu'on commence à sentir une légère résistance.

S'il s'agit d'un noyé, on devra d'abord nettoyer la gorge, puis, au début des tractions, on introduira l'index de la main gauche au fond de l'arrière-gorge, de façon à aider le vomissement.

Il sera utile de faire comprimer d'une manière rythmique la base du thorax par un aide pendant qu'on exécute les tractions.

Les tractions seront continuées pendant un temps assez long, le rappel à la vie pouvant être obtenu après une heure de l'emploi ininterrompu du procédé.

L'important dans toutes ces manœuvres est d'agir lentement, à raison de 15 mouvements par minute, et surtout d'une façon absolument cadencée. On obtient le rythme 15 en se réglant sur ses propres mouvements respiratoires, si on n'a pas à sa disposition de montre à secondes.

CHAPITRE VII

HYDROTHÉRAPIE

La coutume a restreint la signification du mot hydrothérapie aux applications externes de l'eau.

L'effet de l'hydrothérapie froide est d'activer la circulation de la peau, de dégager les circulations viscérales, de distribuer plus uniformément la chaleur organique et par suite d'activer les combustions, d'où une élimination plus abondante de déchets organiques; mais, pour obtenir ce résultat, l'organisme doit présenter une réaction, c'est-à-dire que, spontanément après le refroidissement, la peau doit reprendre sa chaleur.

L'eau froide est pour l'organisme un puissant stimulant; mais encore faut-il qu'elle s'adresse à des organes capables de réagir, sinon le résultat est déplorable.

L'hydrothérapie chaude a des effets différents et inverses de l'hydrothérapie froide. Le corps réchauffé ralentit ses combustions et les excrétions diminuent, la réaction n'est pas nécessaire, mais il faut éviter après l'eau chaude les refroidissements brusques.

Bains. — Les bains tempérés sont à la température du tégument externe, c'est-à-dire de 32° à 35°. Ils produisent un assouplissement des membres, une détente de l'excitation nerveuse.

Ce dernier résultat est recherché dans les névroses et les maladies mentales par la prolongation de la durée du bain. Dans l'excitation violente, le bain tiède peut être prolongé pendant trois heures. Après le bain, les malades seront mis au lit autant que possible ou bien on les laissera se reposer tranquillement. Il faut profiter, en effet, de la période de calme qui succède au bain prolongé, pour permettre soit le sommeil, soit une détente profitable au malade. Il serait imprudent de les conseiller à un sujet très affaibli, car la détente signalée pourrait aller jusqu'à la syncope.

Chez certains cardiaques, les bains tièdes ne sont pas supportés ; il faut se contenter de demi-bains.

Bains chauds. — Les bains chauds conviennent aux fièvres, congestions pulmonaires, broncho-pneumonies. Dans le rhumatisme, le bain chaud est efficace; mais il faut qu'au sortir du bain le malade trouve un local chauffé et des vêtements appropriés.

Le bain chaud provoque une sudation abondante qui commence dans l'eau et se prolonge longtemps après. C'est pourquoi il est efficace dans l'obésité. Il provoque également une vive congestion cérébrale, ce qui doit le faire éviter chez les artério-scléreux et en général chez les gens dont les vaisseaux sont dans un mauvais état.

Dans certaines maladies de peau comme l'eczéma, le bain chaud est le seul que puisse tolérer la peau du malade.

Bains de vapeur. — Aux bains d'eau chaude se rattachent les bains de vapeur, dont les effets sudoraux sont très énergiques et qui doivent être suivis d'une douche froide très courte. Ces bains sont donnés dans une étuve ou dans des caisses. La sudation peut être obtenue par l'étuve sèche à 65°. Les affections qui sont améliorées par un bain de vapeur sont : la courbature, le surmenage, la goutte, la gravelle, l'obésité, etc... La plus grande prudence doit être observée dans ces bains de vapeur qui sont un moyen thérapeutique extrêmement énergique et capable de jeter la perturbation dans les échanges organiques les mieux établis.

Bains froids. — Les bains froids se prennent à la mer, dans une eau courante ou dans une piscine. Ils exigent la natation ou tout au moins un mouvement violent et ne doivent pas, chez un sujet non entraîné, être prolongés plus d'un quart d'heure.

Les bains d'eau salée, courts, exercent une action réellement fortifiante qui convient particulièrement aux anémiques et aux malades dont le système nerveux est déséquilibré. Les bains de lame sont fatigants à cause de la percussion des vagues.

La balnéation froide est le meilleur traitement de la *fièvre typhoïde*. La température rectale est prise toutes les trois heures et, chaque fois qu'elle dépasse 39°, le malade est mis dans un bain de 18° à 25°. Le bain à 18° est réservé aux formes sévères et aux malades très résistants ne présentant aucune lésion ni cardiaque, ni pulmonaire. Il produit en effet une réaction extrêmement violente et une sensation de froid très pénible.

Les bains sont donc d'ordinaire à une température un peu plus élevée, suivant la susceptibilité du malade, mais ne dépassant pas 25°.

La durée du bain n'est pas constante : en effet, en entrant dans le bain, le malade frissonne. Mais on doit attendre pour le sortir du bain un second frisson plus intense et plus prolongé que le premier, ce qui se produit en général au bout de dix minutes à un quart d'heure.

Pendant toute la durée du bain, on fait sur la tête des affusions froides. Le malade est ensuite porté sur une couverture dans laquelle il est roulé sans frictions ni essuyage. Il est reporté dans son lit.

La température, reprise une demi-heure après le bain, manifeste dans la plupart des cas un abaissement.

Chez des sujets particulièrement susceptibles et pour qui le bain à 20° est un véritable supplice, on peut ordonner des bains progressivement refroidis. On met le malade dans un bain à 25°, 28° et même 30°, auquel on ajoute de l'eau froide jusqu'à ce que le patient frissonne.

On ne donne en général pas de bain pendant la nuit, on préfère laisser reposer les malades.

La baignoire est placée immédiatement à côté du lit du malade dont le transport, étant donné son état de faiblesse, exige de grandes précautions. Le procédé le plus simple consiste à soulever le malade avec le drap de dessous et à plonger le tout dans la baignoire.

Il est inutile, si l'on n'a pas d'eau chaude courante à sa disposition, de changer chaque fois l'eau de la baignoire. Il suffit en effet, avec quelques litres d'eau bouillante, de la réchauffer à la température voulue. Cependant il ne faudrait pas se servir de la même eau pour plus de quatre à cinq bains.

Douches. — La douche consiste dans la projection d'un jet de liquide ou de vapeur sur le corps d'un malade. Suivant la forme du jet, on distingue la douche en lance, en jet brisé, en pluie, en arrosoir, en colonne ou en cercle.

Les éléments importants de la douche sont la pression sous laquelle l'eau est projetée et le temps pendant lequel la percussion du jet s'exerce. La pression ne doit pas dépasser 4 mètres environ, et le doucheur ne doit jamais frapper le même point pendant longtemps sous peine de voir apparaître des ecchymoses.

Douche froide. — La douche froide générale (10 à 20°) se donne de la façon suivante : le sujet nu tourne le dos au doucheur placé sur une tribune un peu élevée ; il reçoit d'abord le jet froid par derrière sur les talons, puis sur les cuisses, le rachis, alors il se retourne et le doucheur, brisant le jet en éventail, arrose vivement le thorax et l'abdomen, il donne ensuite le plein jet sur les membres supérieurs, et quelquefois recommence à deux ou trois reprises la même série. Pendant cette opération, qui ne doit pas durer plus de quinze à trente secondes, il est bon qu'une pomme d'arrosoir laisse pleuvoir sur la tête et la nuque du patient.

Les effets de la douche froide sont énergiques; la réaction peut être extrêmement vive. Si le sujet a un système vasculo-nerveux de faible résistance, de graves troubles peuvent succéder à l'administration des douches.

Douche chaude. — La douche chaude est un procédé un peu moins énergique que la douche froide, qui demande néanmoins des précautions dans son application. Accompagnée de massage, elle convient aux rhumatismes.

Douche écossaise. — La douche écossaise est une douche chaude suivie d'une douche froide. La douche alternative est une succession de plusieurs douches écossaises.

Particulièrement énergique, ce procédé convient aux névralgies en général et aux maladies de la moelle-épinière.

Douches locales et hydrothérapie partielle. — La plus grande variété existe dans ces procédés, bains chauds partiels, applications de boue de Dax, douches partielles, vaporisations chaudes, douches vaginales, bains de siège, etc...

Le drap mouillé constitue une application générale d'eau froide, un enveloppement humide assez prolongé.

Pour l'appliquer on trempera un drap dans un baquet d'eau à 20° environ et, sans le tordre, mais après l'avoir égoutté on en enveloppera le malade des pieds à la tête. On le roule, encore enveloppé dans le drap mouillé, dans une couverture de laine épaisse et on le place sur un lit en le recouvrant d'autres couvertures jusqu'à ce qu'il éprouve une sensation de chaleur et que survienne la transpiration.

Les pédiluves chauds ou bains de pieds ont des effets assez intenses. Ils déterminent en général une congestion des membres inférieurs et une anémie momentanée de la tête. Si on y ajoute de la farine de moutarde, ils sont dits sinapisés et deviennent un révulsif assez violent.

Le simple bain de pied chaud pris au moment des règles peut déterminer des troubles de la période menstruelle : hémorragie abondante ou arrêt complet des règles.

Les bains de siège tièdes ou chauds sont précieux pour diminuer les hémorroïdes et en calmer les douleurs. Ils modèrent également le flux utérin chez les jeunes filles sujettes aux métrorragies.

Les douches ascendantes ne sont que de grands lavements pris sous une assez forte pression, dans un bain ou dans la position couchée sur le côté dans laquelle on donne habituellement le lavement.

Pulvérisations. — Les pulvérisations ont pour but un lavage lent, l'imprégnation d'une surface ou d'une plaie par des vapeurs antiseptiques.

Les pulvérisations peuvent être froides ou chaudes. Ces dernières sont seules actives; elles sont pratiquées avec le vaporisateur ou marmite de Lucas-Championnière.

Les pulvérisations froides peuvent être pratiquées avec tous les vaporisateurs à parfums en usage dans le commerce.

Le pulvérisateur de Lucas-Championnière est constitué par une chaudière sphérique munie à sa partie supérieure d'une soupape de sûreté et de deux tubes destinés à la sortie de la vapeur, mobiles de haut en bas et vice versa, pour permettre de diriger le jet. Ces deux tubes sont fixés chacun à angle droit, en présence de l'orifice des tubes servant à l'évaporation par aspiration du liquide antiseptique, qui est contenu dans un récipient en verre situé en avant de l'appareil sur le socle duquel il est porté.

Mode d'emploi. — Après avoir enlevé le bouchon en bois, remplir la chaudière, jusqu'à ce que le liquide affleure, avec de l'eau simple, bouillante pour abréger le temps de chauffe, et tenir fermée les deux tubes à robinet en les plaçant verticalement. La lampe à alcool aura été préalablement remplie par son orifice latéral. Emplir ensuite le vase du liquide à pulvériser. La lampe étant allumée, lorsque le liquide est sous pression et que la vapeur sort et chasse bien le jet à distance, ouvrir définitivement un des robinets; il ne faut pas abaisser à la fois les deux robinets, car la pression deviendrait bientôt insuffisante. Pendant le fonctionnement de l'appareil, la lampe est employée avec toute sa flamme. L'appareil est disposé sur un meuble quelconque, à environ un mètre du champ opératoire et à l'abri d'un courant d'air.

Si le jet de vapeur venait à cesser par manque d'eau dans la chaudière (ce qu'on ne doit pas confondre avec l'absence de pression), on éteindrait la lampe pour ne pas altérer la paroi du récipient.

Pour arrêter la vaporisation, relever les robinets à pulvérisation, et, si on veut maintenir l'appareil sous pression, diminuer la flamme en abaissant le levier à cet usage. Si, pendant le repos, la pression s'élève trop dans la chaudière, presser un peu sur la soupape.

Quand on veut cesser de se servir du pulvérisateur, on abaisse les deux becs, on éteint la lampe et un peu plus tard on dévisse le bouchon.

Le petit appareil de ce modèle fonctionne pendant une heure; le grand appareil, préférable, pendant quatre à cinq heures.

CHAPITRE VIII

SIGNES ET CONSTATATION DE LA MORT

Les signes de la mort sont divisés en signes immédiats et signes tardifs. Les signes immédiats sont les seuls intéressants pour l'infirmier.

Le cœur est l'organe qui meurt le dernier. Il continue souvent à battre après que les autres grandes fonctions ont cessé et son arrêt est une des meilleures preuves de la mort. Même pendant la syncope, le cœur ne s'arrête que pendant un temps très court; le plus souvent les battements sont plutôt faibles, irréguliers, difficiles à apprécier par la palpation.

L'auscultation seule est alors capable de les faire percevoir.

On peut admettre que la mort est certaine si les battements du cœur ont cessé depuis vingt minutes.

La pupille est le cercle noir qui se trouve placé au centre de l'œil. Si on éclaire la pupille d'un vivant avec un rat de cave, on voit que la pupille se rétrécit ou s'élargit suivant qu'on rapproche ou qu'on éloigne la source de lumière. Sur un cadavre et chez un épileptique en état de crise, on constate que la pupille est dilatée et que son diamètre atteint un demi-centimètre et plus. Quelques heures après la mort, elle se contracte de nouveau.

Après la mort, la pupille qu'on éclaire ne se rétrécit pas.

La conjonctive et la cornée de l'œil, chez un vivant, sont des membranes extrêmement sensibles. Si on touche avec le doigt le globe de l'œil on provoque une vive douleur et l'occlusion des paupières. Pendant la syncope et après la mort, la cornée et la conjonctive sont insensibles.

Sur la cornée se forme, dès l'agonie, une couche que l'on a appelée la toile glaireuse et qui fait perdre aux yeux leur aspect brillant. On dit couramment que l'œil devient vitreux. L'affaiblissement et la mollesse du globe oculaire sont encore des phénomènes qui se produisent peu de temps après la mort.

Le cadavre se refroidit graduellement, mais la température ne s'abaisse pas immédiatement après la mort. La rapidité du refroidissement dépend du volume du corps, de l'état de maigreur, de la température du milieu ambiant, de la nature des vêtements ou des couvertures.

La température peut s'élever de quelques degrés après la mort et atteindre 42° et plus ; mais cependant, on admet qu'une température de 20° constatée à plusieurs reprises et pendant un certain temps dans le rectum est un signe certain de mort.

On désigne sous le nom de rigidité cadavérique la raideur que présente en général le cadavre à une certaine période et qui immobilise les membres et les articulations.

La rigidité ne survient pas immédiatement après la mort, sauf dans des cas assez rares, tels que mort rapide après une grande fatigue musculaire, animaux forcés à la course. A l'hôpital, étant donné l'état de repos dans lequel se trouvent les malades, la rigidité cadavérique apparaît tardivement.

Constatation de la mort. — C'est donc par l'absence des battements du cœur constatée soigneusement et à plusieurs reprises pendant un certain temps, la dilatation et l'absence de réaction pupillaire à la lumière, l'insensibilité de l'œil et la vitrosité de cet organe qu'on conclura à la mort d'un malade, si on trouve dans le rectum une température de 20°.

Il ne faudra jamais se presser pour prononcer cette conclusion. Pour affirmer la mort, la présence de la plupart des signes précédents et non pas d'un seul d'entre eux sera nécessaire.

Il sera bon d'examiner alors soigneusement le cadavre nu afin de signaler au médecin qui pratiquera la levée du corps les contusions ou ecchymoses.

La loi exige, en effet, que ce soit un médecin qui s'assure que la mort est réelle, détermine approximativement à combien de temps elle remonte et recherche s'il existe des indices d'une mort violente.

A l'asile, la constatation est réglementée de la façon suivante. L'infirmier soupçonnant un décès fait prévenir l'interne de garde. Celui-ci appelle le surveillant en chef et un autre infirmier et constate en leur présence l'état extérieur du corps. Quelques heures plus tard le médecin en chef contrôle ces témoignages et donne la signature nécessaire à la levée du corps.

QUATRIÈME PARTIE

ATTITUDES DES INFIRMIERS DANS LES DIVERSES CIRCONSTANCES DE LA VIE A L'ASILE.

L'infirmier doit avoir des règles de conduite bien déterminées dans les diverses circonstances où il peut se trouver placé. A l'asile, en effet, il n'est pas seulement en contact avec des malades séquestrés, mais encore avec des malades travailleurs, leurs familles, les visiteurs, les employés des services généraux.

§ I. — CONDUITE DES INFIRMIERS VIS-A-VIS DES MALADES

En toutes circonstances, l'infirmier est tenu d'être doux et poli à l'égard des malades dont il a le soin.

Les malades ne seront jamais traités comme des inférieurs ni comme des égaux, l'infirmier se trouvant dans une situation tout à fait distincte de la leur. Il est, en effet, à l'asile pour les soigner, c'est-à-dire en quelque sorte pour les servir. Si son emploi ne peut pas être considéré comme une servitude domestique, étant donné l'œuvre de solidarité humaine qu'il remplit, l'infirmier ne doit cependant, dans aucun cas, se considérer comme le supérieur des malades. Aussi le tutoiement est rigoureusement interdit ; car on ne verrait pas pourquoi les malades ne tutoieraient pas les infirmiers ; il se créerait une familiarité qu'on doit éviter.

Malgré que l'infirmier ne soit pas un maître, il doit savoir conserver sur ses malades un ascendant tel qu'il arrive à faire observer les consignes et règlements sans employer la force.

Dans l'intéret du bon ordre et pour faciliter le travail, des heures sont en effet fixées pour le lever, pour les repas, etc. Il est important que cette réglementation soit observée par tous.

C'est, non par des brutalités physiques, mais par l'exercice de cette autorité morale que les infirmiers arrivent à ce but qui, pour un incompétent, paraît surprenant lorsqu'il visite un asile.

A l'entrée, l'infirmier accueillera le malade avec bienveillance et ne manifestera aucun dépit de cette arrivée qui augmente son effectif. Le malade, en effet, n'est pas responsable de son placement dans tel ou tel quartier.

Il profitera du moment où il change de vêtements pour examiner avec soin son état physique. On éprouve parfois de la difficulté à faire accepter par certains malades les vêtements de l'asile. On leur fera remarquer, dans ce cas, que les vêtements qu'on leur donne sont soigneusement appropriés et que, d'autre part, leurs effets personnels se trouveraient usés à leur sortie s'ils en faisaient un usage constant pendant leur internement.

Il notera les particularités qu'il présente et en donnera avis au chef de quartier afin que le médecin soit prévenu. S'il y a lieu, il fera un rapport immédiat de toute blessure et contusion sérieuse.

Il observera à ce moment les diverses précautions hygiéniques.

C'est alors également qu'il peut recueillir par quelques interrogations habiles, mais sans insistance, des renseignements précieux sur le délire, les troubles mentaux et les motifs de l'internement du malade. Le meilleur système pour cela consiste en général à compatir aux souffrances que le malade a pu éprouver, sans essayer de discuter son délire et de lui en prouver la fausseté. Quelles que soient les menaces ou absurdités débitées à ce moment par le malade, l'infirmier les retient sans les apprécier, sans s'en moquer, sans en sourire et sans y ajouter aucune note ni aucun parti pris personnels.

Ces réactions sont dues à un état morbide dont on ne peut pas rendre l'aliéné responsable.

L'infirmier doit être particulièrement prudent vis-à-vis des malades à l'entrée. Il ne les connaît pas, il ne sait s'ils sont plus ou moins violents et une méfiance qui ne doit pas être apparente est nécessaire à ce moment. Autant que possible ne pas quitter des yeux les mains du malade.

C'est pendant les premiers temps de son séjour que celui-ci se sent le plus vivement privé de sa liberté. C'est alors que le rôle moral de l'infirmier peut intervenir comme un puissant sédatif sur des esprits inquiets. Il leur fera entrevoir la possibilité de leur sortie prochaine, la nécessité de la quinzaine d'observation prévue par la loi, le passage à bref délai dans un quartier plus tranquille que le quartier d'observation et dans lequel le malade pourra se procurer des distractions ou prendre des habitudes qui lui rendront le séjour supportable.

Il fera entrevoir qu'une conduite régulière assure une plus grande liberté à l'intérieur de l'asile et, en certains cas, des sorties à l'extérieur. Si le malade est capable de le comprendre, tels certains persécutés, certains maniaques, certains mélancoliques, l'infirmier insistera surtout sur la rareté exceptionnelle des internements de longue durée. S'ils récriminent, il leur indiquera la voie administrative à prendre pour que leurs réclamations arrivent au préfet, ou au procureur de la République. Il peut leur dire que la loi exige qu'on transmette intégralement leurs réclamations aux autorités administratives ou judiciaires, mais, dans aucun cas, on ne saurait tolérer qu'il se charge lui-même de faire parvenir ces réclamations pas plus que de servir d'intermédiaire pour établir une correspondance clandestine.

La loi, en effet, autorise le directeur de l'asile à prendre connaissance de la correspondance entière des internés, et ceci dans un but de renseignement médical, pour sauvegarder les intérêts matériels des malades qui pourraient, par lettre, recevoir des sommes importantes, les dilapider, ou donner des signatures litigieuses. L'infirmier qui enverrait à l'insu du directeur les lettres d'un malade serait responsable s'il était prouvé que ces lettres ont pu causer, à celui-ci ou à ses proches, un grave préjudice.

Pendant le séjour des malades l'infirmier doit chercher à les distraire. Il se mêlera à leurs conversations, s'entretiendra avec eux des sujets qui leur sont agréables. Il organisera quelques petits jeux, les incitera à lire. En toutes circonstances, il évitera de les traiter comme des êtres exceptionnels et de les tenir à l'écart. Il tâchera de les intéresser à la vie journalière du quartier, leur fera comprendre qu'ils peuvent apporter une collaboration utile, par les petits travaux domestiques que chacun est susceptible d'accomplir. Il fera ressortir pour cela que le bien-être collectif s'en trouvera augmenté et que le malade qui s'occupe régulièrement au quartier jouira d'une plus grande liberté.

Il s'opposera à ce que les malades trafiquent entre eux ou avec l'extérieur des aliments ou du tabac qui leur sont donnés. Pour cela, il pratiquera avec tact des visites fréquentes des effets des malades et s'assurera que ceux-ci ne font aucune provision. Etant donné la fréquence des distributions, il est absolument inutile que les malades fassent dans les dortoirs des réserves d'objets ou de comestibles qui souvent s'avarient et sont une cause d'insalubrité.

Si par hasard il trouvait en possession d'un malade une somme importante, il en avertirait le directeur par l'intermédiaire du surveillant en chef.

L'infirmier doit considérer le travail ainsi fourni comme une distraction, comme un remède et non comme une obligation. Il doit le faire ressortir au malade chaque fois qu'il en trouve l'occasion et si certains se plaignent de la faible rémunération de leur labeur, il fera valoir qu'en réalité leur séjour à l'asile occasionne des dépenses fort élevées qui sont loin d'être couvertes par cette petite somme de travail. Si dans quelques cas, on peut engager les malades à travailler par l'appât de petits avantages, tels que suppléments de café, vin, tabac, etc., il est absolument interdit de les forcer à accomplir une tâche quelconque en les menaçant de les priver d'une partie de leur régime habituel.

Il est en effet absurde et odieux d'infliger une punition, morale ou matérielle, telle que réprimande, séquestration dans les chambres, privation de nourriture, douches sur la tête comme jadis, à des malades aliénés et de ce fait irresponsable de leurs actes.

Par ces procédés de persuasion l'infirmier arrivera à se faire des collaborateurs, surtout parmi les débiles intellectuels et les délirants chroniques, peu hallucinés.

Les débiles, en effet, pourvus d'une direction constante et commandés sans brutalité, sont ceux qui rendent les plus grands services. On peut, avec beaucoup de patience, leur apprendre quelques métiers et les occuper dans les services généraux (ateliers, jardins, etc.). Ils sont en général internés parce que, au dehors, ils manquent d'une direction morale qui leur est indispensable.

Les délires n'occupant qu'une partie de l'intelligence permettent un fonctionnement normal de la plupart des facultés et rendent les délirants susceptibles d'être employés utilement. On pourra ainsi parfois tirer parti des mégalomaniaques en leur laissant une parcelle d'autorité.

On ne cherchera pas à occuper les mélancoliques et les déprimés. Le travail constitue pour eux, comme tout effort, une souffrance considérable et plutôt nuisible. En général, les états de dépression guérissent spontanément sans qu'on puisse considérer les distractions comme des adjuvants de cette guérison.

Un bon infirmier connaît assez chacun de ses malades pour savoir exactement le parti qu'il peut en tirer et la confiance qu'il peut avoir en eux. Il ne faut pas qu'il perde de vue, en effet, que les évasions sont fréquentes à l'asile et qu'on doit tout faire pour les éviter, car elles constituent un surcroît de besogne pour tout le personnel.

Certains malades ont constamment l'idée de s'évader. Parfois on pourra les détourner de cette préoccupation en leur donnant des petits postes de confiance où ils sont relativement libres, si on a soin de leur faire remarquer l'importance de la mission qu'on leur confie.

Dans ces cas exceptionnels, de même que lors des suicides ou homicides, l'infirmier doit avertir sans délai le surveillant en chef.

Le séjour du malade à l'asile sera rendu d'autant plus agréable qu'il aura moins l'impression d'être complètement privé de sa liberté.

Pendant la visite médicale, l'infirmier aura une tenue très réservée. Il doit être silencieux et ne jamais parler à voix basse au médecin ou au surveillant devant les malades; transmettre, à haute voix, leurs réclamations en leur présence autant que possible; ne pas discuter immédiatement et contradictoirement avec le malade les allégations ou les accusations que celui-ci peut porter contre lui. Dans ce cas, il doit laisser le malade exposer ce qu'il veut dire, sans l'interrompre, ni sans chercher à se disculper. Il saura, en effet, que beaucoup de malades dirigent leurs idées de persécution contre les infirmiers et qu'ils essayent de leur causer le plus de désagrément possible. Le médecin connaissant cette tendance accueille toujours ces réclamations avec une prudente réserve.

Pendant les interrogatoires et alors que, pour obtenir des confidences, le médecin est souvent obligé à une certaine familiarité, l'infirmier s'abstiendra d'aucune réflexion et surtout se gardera bien de rire des propos de l'aliéné, quelque grotesques qu'ils lui paraissent.

Il se peut que parfois, pour mettre un malade particulièrement violent hors d'état de nuire, on soit obligé de recourir à la force. Cet emploi consistera simplement dans des prises manuelles qui mettent l'aliéné dans l'impossibilité de faire aucun mouvement et pour cela il faudra le concours simultané de plusieurs infirmiers.

Chacun doit alors saisir un des membres de l'agité et, dans les cas graves, il faudra quelquefois quatre infirmiers pour immobiliser bras et jambes.

Il est extrêmement difficile à un homme seul de se rendre maître d'un autre homme sans le frapper brutalement ou le suffoquer momentanément. Or il faut absolument éviter ces deux procédés qui peuvent amener la mort.

D'autre part, il est un fait d'observation courante, dans les asiles, que certains malades, qui se montrent extrêmement violents et dangereux quand ils n'ont en face d'eux qu'un ou deux infirmiers, deviennent doux et maniables s'ils sont entourés de plusieurs personnes. Il faudra donc éviter autant que possible d'entrer seul dans la chambre de tels malades.

L'emploi du nombre supprime les brutalités parce qu'il fait intervenir moins de force musculaire en la répartissant mieux. L'idéal serait de calmer les grands agités en les maintenant au lit, à l'aide de deux infirmiers au moins, au lieu d'être obligé de les contenir par la camisole de force ou l'encellulement.

On se souviendra que les paralytiques et les vieux déments présentent une fragilité spéciale des os. En conséquence il est important, surtout chez les vieillards, de proportionner la force employée à celle du malade si l'on ne veut pas provoquer des fractures.

Au moment de la mort d'un malade, l'infirmier aura vis-à-vis du corps une attitude absolument respectueuse. Il tiendra le décédé dans un endroit isolé autant que possible et hors de la vue des autres malades et particulièrement de ceux atteints de maladie générale et des déprimés.

Lors de la visite de la famille du défunt, il s'abstiendra soigneusement de toute réflexion et de toute communication.

§ II. — RELATIONS DES INFIRMIERS AVEC LES SERVICES GÉNÉRAUX

Les infirmiers sont souvent chargés d'accompagner les malades sur le lieu de leur travail, notamment au jardin, et de les y surveiller. Ils borneront leur rôle au strict nécessaire, laissant la direction du travail au chef d'atelier qui est chargé de l'organiser. Ils n'interviendront que pour éviter les querelles ou reconduire les malades au quartier en cas d'indisposition.

Leur rôle est purement de surveillance, ils s'abstiendront donc de toute critique. Néanmoins leur présence constante auprès des malades est indispensable. Ils ne doivent pas les perdre de vue.

Dans les distributions quotidiennes, l'infirmier s'adjoint en général un groupe de malades pour porter les aliments ou les paquets. Il ne les laissera pas s'éloigner seuls. Ces distributions étant effectuées à un nombreux personnel sont quelquefois, de ce fait, un peu ralenties. Il faut savoir y montrer de la patience, sans toutefois que les produits destinés aux malades souffrent un préjudice du retard. C'est à ce moment que l'infirmier doit veiller à ce que les aliments soient fournis chauds et que leurs quantités correspondent aux prescriptions du cahier.

Dans les distributions quotidiennes et dans les distributions périodiques de vêtements, literie, etc., l'exactitude sera le meilleur moyen de faciliter le service. La complexité des échanges et des renouvellements fait que tout retard ou toute avance y apporte une complication qui entrave complètement les rouages des services généraux. De même que l'infirmier ne doit pas faire au quartier de provisions de draps, par exemple, il veillera à ce qu'on lui donne, en temps voulu, ce qui lui est nécessaire. Il fera une réclamation immédiate dans le cas où il n'aurait pas satisfaction, et si une distribution ne lui est pas faite régulièrement.

Mais il ne doit pas considérer comme personnel le refus de l'employé des services généraux. Il ne doit pas regarder par exemple la lingère comme une ennemie parce qu'un jour elle ne peut pas lui donner de draps. Il s'abstiendra de toute réflexion désobligeante à son égard. C'est à l'économe, et non à l'employé subalterne qu'il appartient de faire droit à une réclamation.

La plus grande cordialité ne doit cesser de régner dans les relations entre infirmiers et employés des services généraux, ces derniers étant très souvent d'anciens infirmiers.

Les mêmes principes de bienveillance et de politesse doivent s'appliquer dans les relations avec les employés des bureaux, car chacun apporte sa part au bon fonctionnement de la maison. L'infirmier aura lui-même souci d'entretenir le matériel qui lui est confié dans le meilleur état possible. C'est une grande qualité, dans une collectivité, que l'économie individuelle et si, par sa négligence, on occasionne la destruction d'objets utiles, on se trouve responsable vis-à-vis de la société.

Ils veilleront, en toutes circonstances, à la conservation du matériel dont ils sont responsables. Par ce moyen ils assureront à l'asile une prospérité qui permettra non seulement d'améliorer le sort des malades, mais surtout d'augmenter le nombre des infirmiers et de relever la situation de chacun d'eux.

§ III. — CONDUITE DE L'INFIRMIER VIS-A-VIS DES FAMILLES

La plus grande politesse est recommandée à l'égard des parents.

L'infirmier ne leur donnera aucune autorisation et ne leur fera aucune promesse touchant les malades ; mais il les adressera au médecin qui seul a qualité pour donner les autorisations.

Il peut, de vive voix, les renseigner sur la conduite du malade dans le quartier ; mais il refusera de correspondre avec eux par lettre. Il leur indiquera que l'administration se charge de ce soin aussi souvent que la famille le désire. Elle est toujours prévenue par lettre en cas d'indisposition et par dépêche en cas de maladie grave.

Les infirmiers éviteront avec grand soin d'émettre une opinion personnelle sur la nature ou la marche de la maladie.

Si certaines personnes ne faisant pas partie de la famille tentaient d'obtenir de l'infirmier des renseignements, il les leur refusera. Il ne doit même pas dire à un étranger si le malade est ou n'est pas présent à l'asile. Les infirmiers sont astreints au secret professionnel et se trouveraient responsables des dommages que pourraient occasionner leurs indiscrétions. Ils avertiront le médecin des tentatives de ce genre.

Il est prudent de ne se charger d'aucune commission pour les malades. Nous avons vu certains infirmiers accusés de se nourrir des comestibles qu'ils avaient accepté de faire parvenir à destination. Doit-on recommander de n'introduire dans les quartiers ni vin, ni alcool?

Pendant les parloirs, on veillera à ce que les familles ne fassent signer à leurs malades aucune pièces compromettantes : procurations, donations, etc., qui pourraient être dans la suite l'origine de procès nombreux.

Certains époux auraient, pendant les visites, une tendance aux rapprochements sexuels. On ne permettra aucune tentative de ce genre. C'est par sa présence que l'infirmier s'y opposera sans explication. Il aura soin de ne pas se laisser éloigner sous des prétextes fallacieux. Il ne doit jamais quitter le parloir pour aucun motif.

Il est absolument interdit d'accepter de pourboires ou de se charger de toute somme à l'usage ou à la destination d'un malade.

En outre, l'infirmier ne cherchera pas à entrer en relation avec des familles d'aliénés possédant un commerce, dans le but d'obtenir des réductions sur des fournitures et ne les acceptera pas si elles lui étaient proposées.

Les parents en général affectent une certaine méfiance vis-à-vis des infirmiers qu'ils considèrent comme des gardiens brutaux, à cause des anciens préjugés touchant les asiles. A l'asile de Pierrefeu, nous faisons tout pour modifier ce sentiment, notamment nous autorisons les familles à visiter leurs malades dans tous les quartiers, même dans les quartiers d'agités. Elles peuvent, dans le cas de maladie grave, venir à toute heure du jour et de la nuit, et quand le calme du malade le permet, on autorise leur présence constante pendant plusieurs jours à son chevet.

Il est évident alors que l'infirmier doit faire preuve d'un grand tact pour éviter que la présence d'une jeune femme, par exemple, cause de l'agitation dans un quartier d'hommes.

Nous espérons ainsi que les familles pouvant se rendre compte, par elles-mêmes et à chaque instant que leurs malades ne sont pas brutalisés mais soignés avec tout le dévouement désirable, l'opinion publique se modifiera sur les asiles et leurs infirmiers et arrivera à cette conception moderne que l'asile est un hôpital.

TABLE DES MATIÈRES

PREMIÈRE PARTIE

ÉLÉMENTS D'HYGIÈNE

CHAPITRE I

Hygiène corporelle

CHAPITRE II

Le Vêtement

CHAPITRE III

CHAPITRE IV

Le Logement

CHAPITRE V

La Nutrition

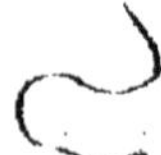

DEUXIÈME PARTIE

SYMPTOMATOLOGIE ÉLÉMENTAIRE

CHAPITRE I

CHAPITRE II

Respiration

CHAPITRE III

Circulation

CHAPITRE IV

Appareil digestif

CHAPITRE V

Organes génito-urinaires

CHAPITRE VI

Squelette et muscles

CHAPITRE VII

Quelques affections cutanées banales

CHAPITRE VIII

Quelques symptômes des maladies mentales

TROISIÈME PARTIE

PETITE CHIRURGIE

CHAPITRE I

Pansements

CHAPITRE II

Transport des blessés et traitement des fractures

CHAPITRE III

Révulsion et cautérisation

CHAPITRE IV

Du cathétérisme

CHAPITRE V

Injections et irrigations

CHAPITRE VI

Massage et respiration artificielle

CHAPITRE VII

Hydrothérapie

CHAPITRE VIII

QUATRIÈME PARTIE

ATTITUDE DES INFIRMIERS

Circonstances de la vie à l'asile

TABLE DES FIGURES

TOURS

IMPRIMERIE DESLIS FRÈRES

6, Rue Gambetta, 6

www.ingramcontent.com/pod-product-compliance
Ingram Content Group UK Ltd.
Pitfield, Milton Keynes, MK11 3LW, UK
UKHW012154240726
13966UKWH00002B/334

9 782013 546331